JN102397

スポーツと健康の栄養学

【第5版】

Nutritional Sciences for Sports and Health

中部大学教授

下村　吉治　著

NAP
Limited

第5版　まえがき

　本書の第1版を出版してからすでに20年が経過した。ここではまず，これまでに本書を活用していただいた方々に心より御礼申し上げたい。本書の基本理念として，エビデンスに基づいた情報を読者にお伝えするために，なるべく多くの参考文献を引用して内容の正確性を重視している。しかし，時間経過とともに科学が進歩することで，本書の内容が不正確ともいえるようになることもあった。そうした際に改訂作業によって修正を行ってきたが，今回でその改訂が5回目となった次第である。

　今回の改訂では，「第3章　疲労の予防と回復のための栄養」を中心に，「第6章　女性のための運動と栄養」などいくつかの章の文献などを更新することが目的である。特に「疲労」については，疲労の定義が変貌しつつあるため全般的に改訂することとなった。現在の概念では，疲労の本質的な原因は肉体的および神経的活動に伴い発生する活性酸素であるとされており，その本態が明らかになってくるとその対処法もそれに合わせて変更される。活性酸素の消去に直接的に有効な食品成分は抗酸化作用を有する栄養素であるため，それらの内容について第3章で解説した。しかしながら，現在でも疲労を簡便かつ正確に測定する方法がないため，疲労の概念については今後も変化する可能性はある。疲労を感ずるのは脳であるため，脳科学の進歩が疲労の科学を進展させると考えられる。

　第6章では，「胎児・乳児期の栄養状態が成人してからの健康状態に大きく影響する」内容を本文中に記載して強調した。なぜならば，現在の日本人の総出生児の1割近くが低出生体重児（出生体重2,500 g未満児）であり，この原因が20〜30代女性の痩せ（体格指数BMI：18.5未満）の高い割合（約20％）と関係していると指摘されているからである。現在の日本では少子化の問題があり，さらにこの低出生体重児の問題が加わると，日本の将来を揺るがしかねない問題となる可能性が危惧される。これらの問題は栄養と関連した内容であるため，飽食の時代ではあるが日本社会における栄養学の果たすべき役割はまだ高いといえるだろう。

　最後に，本書の改訂のたびに述べていることであるが，本書がアスリートばかりでなく一般の方々の健康の維持・増進に貢献できることを期待して，結びの言葉としたい。

2023年2月

下村　吉治

第4版　まえがき

　本書の第3版を2010年末に出版してからすでに7年が経過した。この間に，スポーツ栄養学および健康のための栄養学情報は随分と多くなり，変化した部分もある。これらの新しい情報を紹介するためにも，本書を改訂する必要があると考え，第4版を出版することとした。

　今回の改訂における重要点の1つは，第1章「1.3　筋肉づくりのための食事：タンパク質・アミノ酸とそのとり方」である。これまでに，「運動による筋肉づくりのためには，レジスタンストレーニング直後のタンパク質を中心とした栄養（または食事）摂取が効果的である」とされ，その摂取タイミングの重要性が指摘されてきた。しかし，若年成人を被験者としたその栄養摂取の効果に関する多くの論文データを比較したシステマティックレビューによれば，レジスタンストレーニング直後のタンパク質栄養の摂取は筋タンパク質合成を強く刺激するものの，筋肥大と筋力アップをもたらさない結論となった。すなわち，タンパク質の摂取タイミングは重要ではないとされている。その代わりとして，タンパク質摂取においてロイシン（分岐鎖アミノ酸BCAAの1つ）を多く摂取することが重要とのことである。しかしながら，高齢者を被験者とした研究では，レジスタンストレーニングによる筋肥大と筋力に対する運動直後のタンパク質摂取の有効性がすでに証明されており，条件によっては栄養摂取タイミングの効果が現れるようである。

　超高齢社会となった日本では，スポーツ選手ばかりでなく高齢者の健康維持のためにも筋肉の維持・増加の重要性が強調されている。すなわち，運動と栄養摂取による筋肉づくりは，日本における「健康寿命の延伸」を達成するためにますます重要な課題になりつつある。また，高齢者の健康維持は，日本における医療費削減にもつながるためきわめて深刻な問題である。

　このような背景もあって，アスリートばかりでなく一般の方の健康維持についても本書が貢献できることを期待している。もしそれが少しでも達成されれば，著者の望外の喜びである。

2017年12月

第3版　まえがき

　今回，本書の第3版を出版することになった。第1版は2002年に，第2版は2006年に出版したので，4年ごとに改訂していることになる。この間，本書をご愛読いただいた読者の方々，およびテキストとしてご利用いただいた教職関係の方々には，厚く御礼申し上げたい。

　本書のモットーは，第2版改訂の際に申し上げた "Evidence-based Medicine" に因んだ "Evidence-based Nutrition" である。すなわち，科学的に証明された情報を栄養学およびスポーツ栄養学の分野で取り入れ，その実践に活用することが重要と考える。世界の各地で発表される数多の科学論文は，基本的に英語で書かれているため，その情報を入手して理解することは，その分野の専門の研究者でない限り容易なことではない。そこで，本書が役立つことを願うものである。今回の改訂では，実践編の第1章～第6章に引用した文献を約1.3倍に増やして，それらの文献に基づいた新しい情報を盛り込んだつもりである。各章でのより専門的な情報については，それぞれの専門書および引用文献を参照いただきたい。

　本書を最初に出版した時からの一貫した思いであるが，本書が一般の人々の健康の維持・増進とスポーツ栄養学分野の発展に寄与することを期待してやまない。

2010年12月

第 2 版　まえがき

　本書の第 1 版を出版してすでに 4 年近くが経過した。この間，スポーツ分野における栄養への関心は高い状況が維持され，さらに，一般の人々の健康の維持・増進に対する関心はさらに高まる傾向にあり，それと相まって人々の栄養についての関心はますます高まる一方である。この社会的状況を反映して，現在ではかなり多くの栄養サプリメントが市販されるようになった。むしろサプリメントが巷に氾濫しているといえるほどである。このような状況において，常に科学的根拠に基づいた栄養の処方，およびサプリメントの使用が重要であるが，残念ながら十分な科学的情報が人々に提供されているとはいいがたい。医学では，"Evidence-based Medicine" が重要であると従来からいわれているが，栄養の分野においても "Evidence-based Nutrition" が必要な時代になってきた。今後は，栄養に関する科学的情報が整理されて人々に供給される必要があるだろう。

　今回改訂した本書では，この数年間に新たに発表された科学論文のデータを随所に取り入れ，情報の更新に努めた。とくに，アミノ酸（主に分岐鎖アミノ酸）やタンパク質は体づくりやダイエットとの関係が深く，その情報はスポーツの分野ばかりでなく一般の人々の健康の維持・増進にも有用性が高いと考えられるので，それらの最新情報を紹介した。また，第 1 版の本書では「第 8 章　栄養素とその機能」についてはさほど詳細に記述されていなかったので，この章を詳細に記載し基礎的な栄養素の解説を充実させた。

　この改訂版が，スポーツ栄養に関心を寄せる人ばかりでなく，一般の人々の健康管理にも役立つことを期待したい。

2006 年 2 月

まえがき

　最近ではスポーツと関係した栄養学にかなりの関心がもたれるようになった。しかしながらスポーツの現場では，栄養学の知識の重要性は認識されてはいるものの，まだまだ十分に普及しているとは思われない。また，科学的に裏づけされた正確な情報が伝わっているとも思われない。このような状況を少しでも改善できればと考えて本書を執筆した次第である。本書では，できるだけ最新の科学論文に基づいて内容を構成したつもりであるが，もし本書以上に詳細な内容について興味をもたれる読者は引用してある参考文献を参照していただきたい。さらに，本書の内容を実際のスポーツ現場で応用される場合，ヒトでは個人差が大きいため，トレーニング期間中にある程度試行錯誤されることをおすすめする。

　運動による健康増進作用は，運動関係者だけでなく一般の人にも知られているところであるが，健康の維持・増進のためには運動と栄養の両方の情報が有用である。本書には，一般の人の健康の維持・増進のためにも配慮した内容も含まれているので，スポーツ関係者以外の一般の人にも活用していただければ幸いである。

　スポーツに関係した栄養学の分野では，現在筑波大学教授の鈴木正成先生が日本における第一人者であろう。著者も鈴木先生の教えを受けたひとりとして，先生からは多くの影響を受けている。鈴木先生著の「スポーツの栄養・食事学」（同文書院，1986 年）は，日本におけるスポーツ栄養学の草分け的成書であると考えられるが，本書の内容もこの本を大いに参考にさせていただいた。「スポーツの栄養・食事学」が出版されてから，既に 15 年以上もの年月が経過したので，本書は「スポーツの栄養・食事学」を補完するものとなれば望外の喜びである。

　現在のスポーツ栄養学の研究活動はさほど活発とは考えられない。さらに，この分野の研究者の人数もさほど多いとは思われない。しかし，スポーツに関連した栄養学的情報の需要はますます高くなってきている。今後，スポーツ選手の競技力向上のためばかりでなく，一般の人の健康の維持・増進のためにも，この分野にさらに多くの人の関心が集まり，ますますこの分野が発展することを期待したい。

2002 年 7 月

目 次

第 9 章　生体エネルギー代謝　　　　　　　　　　　　　　　115

実践編

第1章

体づくりと栄養

　アスリートが優れたパフォーマンスを発揮するためには，まず体づくりをしなければならない。瞬発的なスポーツのみならず，持久的なスポーツでも体づくりは必要である。体づくりを行うためには，レジスタンストレーニング（ウエイトトレーニング）などの負荷をかけたトレーニングを行うのが原則であるが，それと同時に体づくりのための十分な栄養素を摂取しなければならない。栄養素が不十分な場合には，トレーニングの効果が現れないであろう。

　一方，一般の人についても体づくりの重要性が認識されている。すなわち，病気や老化は筋肉の萎縮と虚弱化，および骨の虚弱化を引き起こす。とくに，老化に伴う筋肉量の減少は**サルコペニア**(sarcopenia)[1～3]と呼ばれ，老化による身体の虚弱「**フレイル**」（コラム 1-1 参照）の一因となり，高齢者が要介護状態となる大きな要因となるため，欧米をはじめ先進諸国では重大な社会問題になっている。サルコペニアの治療に費やされる医療費も膨大であり，米国ではすでに 2000 年の段階で185 億ドル，米国国民医療費の 1.5％が費やされていると報告された[4]。わが国の 2019 年度国民医療費の概況[5]によると，総医療費 44 兆 3,895 億円のうち「筋骨格系及び結合組織の疾患」の医療費は 2 兆 5,839 億円，そのうち 65 歳以上の医療費は 1 兆 7,935 億円と総医療費の 4.0％であった。このことから高齢者のフレイル・サルコペニアに費やされる医療費が膨大なものであることが推察される。よって，健康の維持・増進のために一定以上の筋肉を維持することは，社会的にも経済的にも非常に重要である。現代は超高齢社会であるため，高齢者の体づくりの重要性がますます高まっている。

　以上のように，体づくりはアスリートのみならず一般の人にとっても重要な課題である。以下に，効果的な筋肉づくりと骨づくりについて述べる。

1．筋肉づくり

　一般的に，体重に占める筋肉の割合は約 40％とされており，筋肉は身体の最も多くを占める臓器である。筋肉の 70 〜 80％が水分であり，残りのほとんどがタンパク質である。さらに，筋肉はキ

3

ログラム重量あたり約5gの遊離アミノ酸を含んでおり（コラム1-3参照），この遊離アミノ酸が，タンパク質合成と分解において重要な役割を果たしていると考えられている[6,7]。したがって，筋肉は身体におけるタンパク質・アミノ酸の貯蔵庫の役割を果たしている。

　筋肉を維持するための栄養素としては，その組成からしてもタンパク質もしくはアミノ酸が最も重要であるが，筋タンパク質合成を強く促進する刺激としては運動が重要である。したがって，筋肉づくりを効率よく行うためには，**タンパク質・アミノ酸摂取と運動をうまく組み合わせる必要がある**。以下には，基本的なタンパク質・アミノ酸代謝に対する運動の影響と，筋肉づくりのための有効なタンパク質・アミノ酸の摂取法について述べる。

1.1　運動によるタンパク質とアミノ酸の分解
1.1.1　筋肉におけるタンパク質分解系
　筋肉における主要なタンパク質分解系としては，次の3種類が知られている[9]。

1）オートファジー/リソソーム系

2）ユビキチン/プロテアソーム系

3）Ca^{2+}依存タンパク質分解酵素系

　これらのなかで，オートファジー/リソソーム系のタンパク質分解酵素が運動により活性化されることは明らかにされているが，この系だけではなくその他の系も運動によるタンパク質分解に関与しているようである。しかしながら，運動とタンパク質分解に関しては未だに詳細に解明されていないのが現状である。

コラム 1-1

サルコペニアとフレイル

　サルコペニア（sarcopenia）：ギリシャ語の医学用語で「筋肉」を表わす「sarco」と，「不足」を表わす「penia」を組み合わせた言葉で，筋肉量が減少し，筋力や身体機能が低下した状態を意味する。転倒による骨折，寝たきりなどの原因となりうる。

　フレイル：「虚弱」を意味する「frailty」の日本語訳である。日本老年医学会は，2014年5月に高齢者において起こりやすい「frailty」を「フレイル」と提唱した。「フレイル」には，適切な介入により正常にもどる可塑性の意味が含められた。

　以下の5つの条件のうち3つが当てはまると，「フレイル」と診断される。よって，フレイルには身体的変化のみならず精神的な変化も含まれる。

1. 体重減少（意図しない年間4.5kgまたは5%以上の体重減少）
2. 疲れやすい（何をするのも面倒だと週に3〜4日以上感じる）
3. 歩行速度の低下
4. 握力の低下
5. 身体活動量の低下

（健康長寿ネット https://www.tyojyu.or.jp/net/byouki/frailty/about.html より改変して引用）

　フレイルでは，低栄養（エネルギー摂取不足）→サルコペニア→運動能力低下/身体活動低下→低栄養（エネルギー摂取不足）の悪循環を繰り返すことが多いため，フレイルの一因としてサルコペニアが含まれる[8]。

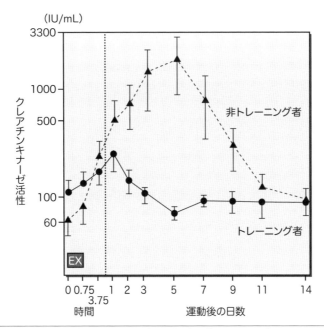

図 1-1　45 分のエキセントリック（伸張性筋収縮）運動（EX）による血中クレアチンキナーゼ活性の上昇
値はトレーニング者 4 人，非トレーニング者 5 人の平均値と標準誤差。
（文献 11 より引用）

1.1.2　運動によるタンパク質分解の促進

　運動は筋組織に損傷を与えるが，この損傷は骨格筋に多く含まれる酵素クレアチンキナーゼ活性の血中における上昇を測定することにより検出できる。すなわち，運動により筋細胞がダメージを受け，細胞中の酵素が血中へ漏出すると考えられている[10]。この**運動による筋細胞の損傷**は，ウエイトトレーニングのようなエキセントリック（伸張性筋収縮）運動において強く引き起こされ，とくに運動を普段行っていない人においてそれは著しい（図 1-1）[11]。

　筋細胞の損傷は，**筋タンパク質の分解**を伴うと考えられているが，筋タンパク質の分解を正確に測定することは容易ではない。実際には，筋線維タンパク質アクチンとミオシンに含まれる 3-メチルヒスチジン（筋線維タンパク質が合成された後にそのなかのヒスチジン残基が修飾されて生成される）の尿中排泄や，四肢の動静脈におけるアミノ酸濃度の較差の測定などにより，筋タンパク質の分解を測定できる。これらの方法を用いた研究において，運動により筋肉でのタンパク質分解は亢進することが証明されている。しかしながら，運動による筋タンパク質の分解は，運動開始後の比較的早い時期から促進されるが，一般的に 3-メチルヒスチジンの尿中排泄は認められないか，もしくはかなり遅延して認められるので，筋線維タンパク質以外のタンパク質がまず分解され，それに遅れて筋線維タンパク質の分解が起こるようである。

　運動によるタンパク質分解を測定するその他の方法として，**血中尿素濃度**の増加を測定する方法がある。タンパク質が分解され，生じたアミノ酸がさらに分解されるとアンモニアが発生し，このアンモニアは，肝臓において尿素に変換され尿中へ排泄される（図 1-2）。運動時間と血中尿素濃度の関係を図 1-3 に示したが，運動時間が長くなればなるほど血中尿素濃度も上昇するので，**運動による**

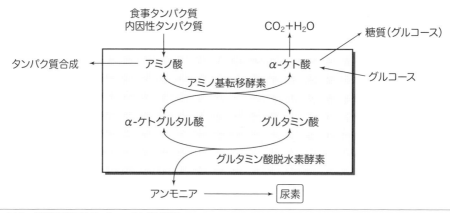

図1-2　アミノ基転移反応とタンパク質代謝

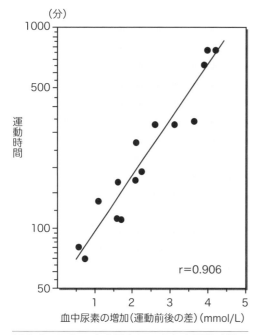

図1-3　ヒトの血中尿素レベルと走運動時間の相関
（文献12のデータより作図）

タンパク質の分解量は運動時間に比例すると考えられる[12]。

　しかし，血中の尿素濃度が上昇しない1時間以内の短時間の運動でも，ロイシンの分解は促進されることが明らかにされており[13]，一部のアミノ酸（とくに分岐鎖アミノ酸）はかなり早い時点から運動により分解が亢進するようである。

1.1.3　運動によるアミノ酸分解の促進：分岐鎖アミノ酸（branched-chain amino acids：BCAA）分解を中心に

　筋肉では，アミノ酸はタンパク質の合成に利用されるばかりでなく，一部は分解されることが知られている。多くのアミノ酸が肝臓で分解されるのに対して，筋肉において分解されるアミノ酸としては，ロイシン，イソロイシン，バリン，アスパラギン酸，アラニン，グルタミン酸の6種類が知られている（表8-3）[6]。これらのアミノ酸のなかで，BCAAは栄養学的な必須アミノ酸（体内で合成されないアミノ酸）であるにもかかわらず筋肉でよく分解され，その分解系では，かなり多くのステップを経た後，クエン酸回路（図9-7）に入る。一方，アラニン，アスパラギン酸，およびグルタミン酸は，アミノ基が転移されるだけでクエン酸回路の前駆体や中間体に変換され，さらにその逆反応でクエン酸回路の中間体などがアミノ基を受け取って合成される。よって，これらのアミノ酸は筋肉からのアミノ基の搬出に重要な役割を果たしていると考えられている[6,7]。これらの所見より，筋肉で分解される主なアミノ酸はBCAAであることがわかる。アミノ酸の分解反応の詳細については，基礎編（第9章）を参照してほしい。

BCAAの分解は，その分解系の2番目のステップに存在する分岐鎖α-ケト酸脱水素酵素（branched-chain α-keto acid dehydrogenase : BCKDH）により律速されることがわかっている。すなわち，この酵素反応によりBCAAの分解は調節されているわけである。BCKDHは酵素タンパク質のリン酸化により活性調節されており，リン酸化された状態は不活性型であり，脱リン酸化された状態が活性型である（基礎編第9章参照）。

ラットの骨格筋に存在するBCKDHは，安静状態ではそのほとんどがリン酸化された不活性型で存在する[14〜16]。すなわち，安静状態における骨格筋のBCAAの完全分解は非常に少ないと考えられる。また，ヒトにおいても同様な傾向にあることが確認されている[17, 18]。筋肉においてこのBCAA分解活性が低いことは，筋タンパク質合成に十分なBCAAを供給するために重要であると考えられる。事実，BCKDHを活性化する薬剤をラットに一定期間投与すると，筋障害と筋タンパク質量の減少が認められた[19]。さらに，遺伝子改変により筋肉特異的にBCKDHを常に活性化しBCAA分解を亢進したマウスに低タンパク質（8%カゼイン）食を投与してBCAA不足にすると，筋線維タンパク質量が有意に低下することも明らかにされた[20]。よって，筋タンパク質の維持にBCAAは重要な役割を担っているようである。

一方，ラットにトレッドミル走による運動を負荷すると，骨格筋のBCKDH活性は，著しく高まることが明らかにされており，実際に毎分約30 mの速度で2時間走らせた場合では，すべての酵素の約80%が脱リン酸化された活性型であった[14]。この酵素活性の上昇とともにBCAAの分解も増加することが認められている[21]。運動負荷によるこの酵素活性の増加は，ヒトにおいても同様に認められており[22]，**ヒトでもラットでも運動により骨格筋のBCAAの分解は促進される**。

食餌タンパク質が不足した状態では，ラット肝臓のBCKDH活性は著しい低値を示す。すなわち酵素活性を低下させることにより，BCAAの消費を抑制するわけである。このラットに運動を負荷すると，肝臓の酵素活性は骨格筋の活性と同様にかなり高まることが認められている[23]。この所見は，**タンパク質の不足状態でも運動によるBCAA分解が促進される**ことを意味しており，運動する場合には十分なタンパク質・アミノ酸（とくにBCAA）を摂取することが必要であろう。

1.2　BCAAサプリメントの生理効果
1.2.1　ロイシンによるタンパク質合成促進

BCAA，とくにロイシンは，タンパク質合成の材料としてだけでなく，タンパク質合成を促進する刺激になっていることが明らかにされつつある。これまでの研究において，ロイシンはメッセンジャーRNA（mRNA）翻訳機構に作用してタンパク質合成を促進することが明らかにされている（コラム1-2参照）。これまでに明らかにされたその詳細なメカニズムについては，参考文献の総説[24〜26]を参照してほしい。

1.2.2　運動中の筋タンパク質代謝へのBCAA投与の影響

運動中の骨格筋のタンパク質代謝に対するBCAA投与の影響を，ヒトにおいて検討した研究が報告されている[27]。それによると，BCAA投与によりアンモニアの生成は増加するが，筋タンパク質から放出される必須アミノ酸は有意に減少することが認められた（図1-4）。すなわち，投与された

BCAA の分解は運動中に促進されるが、それに伴い筋タンパク質の分解が抑制されたと考えられる。おそらく、運動中の骨格筋ではエネルギー代謝亢進のために BCAA の分解が促進されると考えられるが、投与された BCAA が分解されるため、筋タンパク質からそれを動員する必要性が低下し、筋タンパク質の分解が減少したと推察される。

　摂取した BCAA の作用の詳細な生理的意味とメカニズムは不明であるが、筋細胞内に遊離の BCAA プールがかなり少ないこと、およびそのプールサイズが一定であることと関係すると考えられる（コラム 1-3 参照）。いずれにしても、**BCAA 投与により、筋タンパク質の分解が抑制されたこと**は事実であり、BCAA サプリメントの生理効果を証明している。ここで BCAA 投与により影響を受けたタンパク質分解は、筋線維タンパク質ではなく、それ以外（細胞質）のタンパク質であること

コラム 1-2

ロイシンの作用

　BCAA の 1 つであるロイシンは、動物の細胞内に存在するプロテインキナーゼの 1 つである mTORC1（mammalian（または mechanistic）target of rapamycin complex 1：免疫抑制剤であるラパマイシンによって阻害されるプロテインキナーゼ）の活性化（リン酸化）を促進し、次いで mTORC1 は翻訳開始因子である eIF4E 結合タンパク質（eIF4E-BP1）をリン酸化することにより、その結合タンパク質を eIF4E から解離させて、eIF4E と他の開始因子との翻訳開始複合体の形成を可能にする。さらに、mTORC1 はリボソームタンパク質 S6 に対するキナーゼ（S6K1）をリン酸化して活性化することにより、翻訳を促進する。一方、タンパク質分解においても、活性化された mTORC1 はリソソーム系のタンパク質分解機構であるオートファゴソーム（オートファジー/リソソーム系）の形成を阻害して、タンパク質分解を抑制することが明らかにされている[28]。また、ロイシンは他のタンパク質分解系であるユビキチン/プロテアソーム系にも同様に阻害的に作用するようである[29]。これらの機構により、ロイシンはタンパク質合成を促進し、同時にその分解を抑制するアナボリックなアミノ酸であることが明らかにされている。このロイシンの作用により、BCAA は日本では肝硬変患者の低アルブミン血症改善薬として使用されている。

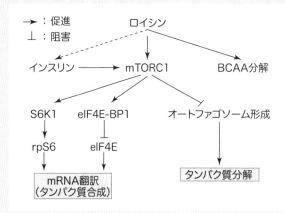

図コラム 1-2　ロイシンによるタンパク質合成促進と分解抑制、および BCAA 代謝調節
mTORC1：ラパマイシン標的タンパク質複合体キナーゼ 1、S6K1：S6 キナーゼ 1、rpS6：リボソームタンパク質 S6、eIF4E：真核生物の開始因子 4E、eIF4E-BP1：eIF4E 結合タンパク質 1。

図 1-4　運動による筋タンパク質分解に対する BCAA 投与の影響

BCAA 投与により動脈血中の BCAA 濃度は上昇し，これに伴って運動中のアンモニアの生成は増加した。しかし，運動中に筋タンパク質から放出される BCAA とその他の必須アミノ酸は有意に減少したので，BCAA 投与により筋タンパク質の分解は抑制されたと考えられる。

（文献 27 のデータより作図）

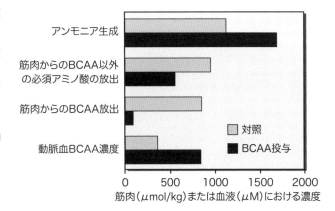

筋肉（μmol/kg）または血液（μM）における濃度

コラム 1-3

体内のアミノ酸プールと BCAA

　体内には遊離アミノ酸が存在し，それを総称してアミノ酸プールと呼ぶ。アミノ酸プールの量（サイズ）はかなり安定しているといわれており，体内に一定量以上の遊離アミノ酸を蓄積することはできないと考えられている。骨格筋のアミノ酸プール量は，アミノ酸誘導体であるタウリンも含めて約 5 g/kg 組織と報告されているが，その多くはグルタミン（37％）とタウリン（33％）で占められている [6]。

　BCAA は運動時に酸化分解されてその消費が促進され，またそのサプリメントは種々の生理効果をもたらすので（本文参照），スポーツと関連するサプリメントとして注目されている。BCAA は主要なタンパク質構成成分であるため，タンパク質中に多く含まれるが（タンパク質を構成する総アミノ酸のおよそ 20％），アミノ酸プール中の遊離 BCAA 量は，骨格筋中で 0.6 ～ 1.2 mmol/kg（約 0.1 g/kg）[6]，血液中で 0.4 ～ 0.5 mM（約 0.06 g/L）[30, 31] と報告されており，タンパク質中の BCAA 量に比べてきわめて少ない。この遊離 BCAA 量を体重 60 kg のヒトで計算すると，全身の筋肉（体重の約 40％）中に約 2.4 g であり，全身の血液（体重の約 8％）中で 0.3 g の量にしかならない。

表コラム 1-3　ヒト筋組織の遊離アミノ酸濃度

	アミノ酸	濃度（μmol/L 細胞内水）	
必須アミノ酸	ロイシン	225	
	イソロイシン	110	（約 1％）
	バリン	320	
	トレオニン	770	
	ヒスチジン	430	
	フェニルアラニン	85	
	メチオニン	60	
	リシン	1,110	
非必須アミノ酸他	アスパラギン	420	
	アスパラギン酸	1,650	
	アラニン	2,860	
	アルギニン	680	
	オルニチン	350	
	グリシン	1,660	
	グルタミン	19,970	（37％）
	グルタミン酸	3,960	
	セリン	900	
	タウリン	17,680	（33％）
	チロシン	122	
合　計		53,362	（約 5g/kg 組織）

筋肉の細胞内の水分量：約 0.76 L/kg 組織

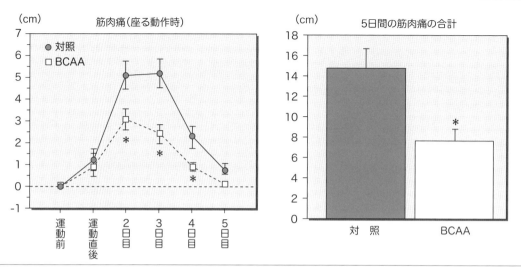

図 1-5　スクワット運動により発生する筋肉痛に対する分岐鎖アミノ酸（BCAA）投与の効果
被験者は運動習慣のない女子学生・大学院生 16 名で，運動 15 分前に BCAA もしくはデキストリン（対照）を 5 g 投与し，スクワット運動 1 セット 20 回を 7 セット実施した。＊p ＜ 0.05。全被験者は，BCAA もしくはデキストリン投与の 2 回の試験（クロスオーバー試験）に参加した。筋肉痛は，主観的な痛みの評価法である VAS（visual analog scale）法を用いて測定した。VAS 法とは，10 cm の線上の片方の端を "0"（無痛）とし，他の端を "10"（最大の痛み）として，その線上に測定時に感じられる痛みの程度を記入する方法である。この研究では，座る動作を行った時の筋肉痛を，運動直前と直後，さらにその 2 〜 5 日目に測定した（左図）。5 日間に測定した痛みの度合いの合計を右図に示した。
（文献 34 より引用）

も明らかにされている。

1.2.3　筋損傷および筋肉痛に対する BCAA 投与の効果

　高負荷の運動による血中のクレアチンキナーゼ活性の上昇に対して，運動前の BCAA もしくはそれを主成分とするアミノ酸サプリメントの投与効果が報告されている[32, 33]。それによると，サプリメント投与により運動後に起こる血中クレアチンキナーゼ活性の上昇をある程度抑制できるようである。

　さらに，普段運動習慣をもたない成人女性被験者にスクワット運動を負荷して，翌日以降に発生する筋肉痛（遅発性筋肉痛）と筋疲労に対する BCAA サプリメントの効果を検討した著者らの研究において，運動直前に分岐鎖アミノ酸 4 〜 5 g を 1 回だけ摂取させると，遅発性筋肉痛および筋疲労感を軽減することが認められた（図 1-5）[34〜36]。1 回だけの BCAA 摂取によりこのような効果が得られることは，普段運動をしないヒトが運動する場合の筋損傷（運動障害）を予防する対策として利用できるであろう[30]。

　また，男性被験者を対象にした他の研究において，運動前後の数回の BCAA サプリメント摂取により筋肉痛が軽減されること[37]，およびアスリートにおいて運動による筋損傷が軽減し疲労時のパフォーマンスが改善することも認められた[38]。BCAA サプリメントのこれらの効果の詳細なメカニズムには現在のところ不明な部分が多いが，**BCAA によるタンパク質分解の抑制やタンパク質合成**

の促進が関係することはまちがいないであろう。すなわち，運動前の BCAA 摂取は運動による筋損傷を軽減し，さらに筋損傷の回復を促進する可能性が考えられる。

1.2.4　BCAA のその他の効果

上述した以外の報告において，BCAA 投与は運動中の疲労感を軽減する作用をもつことが認められており [39]（コラム 1-4 参照），また，その投与によりグリコーゲンを節約することもラットで認められている [40]。一方，運動パフォーマンスに対する BCAA 投与の影響としては，ヒトでは暑熱環境（気

コラム 1-4

運動による中枢性疲労とタンパク質・アミノ酸

運動による中枢性疲労の発生メカニズムについてはまだ十分に解明されてないが，タンパク質・アミノ酸（特に BCAA）の摂取により影響される可能性がある。その 1 つの説明として，血中から脳内にトリプトファンの輸送が促進されると中枢性疲労が高まるとする説がある。脳内にトリプトファンが輸送される場合には，血液–脳関門を通過しなければならないが，血液–脳関門のトリプトファンの輸送体は BCAA のそれと共通であるため，それらはそのゲートを通過する際に競合する。したがって，血中のトリプトファン濃度に対する BCAA 濃度が低下すると，脳内にトリプトファンの取り込みが増加して，中枢性疲労が促進されるとする説である [41]（第 3 章も参照）。

1 日のタンパク質の摂取量を，0 g，75 g，150 g の 3 段階に調節して，血中のトリプトファンと中性アミノ酸（主に BCAA）濃度の比率を測定した結果では，タンパク質の摂取量に応じてその比率が低下することが報告されている（図コラム 1-4）。この所見は，中枢性疲労の予防・回復にタンパク質（BCAA）の摂取が有効であることを示唆している。運動により BCAA の分解が高まるので，十分なタンパク質（BCAA）の摂取は，中枢性疲労の予防もしくは回復に効果的である可能性が高い。実際に運動前の BCAA 摂取は，運動中の主観的運動強度を軽減することが報告されている [39]。

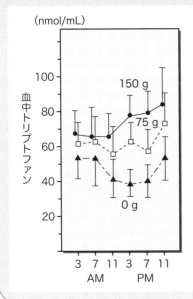
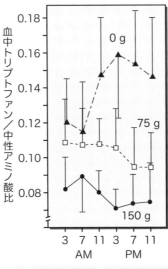

図コラム 1-4　血中トリプトファン濃度（左）とトリプトファンと中性アミノ酸の比率（右）の日内リズム
対象者はタンパク質を 0 g，75 g，もしくは 150 g 含む食事を連続する 5 日間摂取した。中性アミノ酸はトリプトファン，フェニルアラニン，および 3 つの BCAA を含む。
（文献 41 より引用）

表1-1　運動中と運動後のヒト筋肉におけるタンパク質合成			
運動タイプ（強度）	運動時間	測定のタイミング	筋タンパク質合成
自転車エルゴメータ（中）	105 分	運動中	低下
自転車エルゴメータ（中）	120 分	運動中	低下
自転車エルゴメータ（中）	180 分	運動中	低下
ランニング（中）	225 分	運動中	低下
ランニング（中）	225 分	運動直後	増加
水泳（中）	60 ～ 180 分	運動後 12 ～ 24 時間	不変
バレエ（ダンス）	60 ～ 180 分	運動後 12 ～ 24 時間	増加

（文献 48 のデータより作成）

温約 34℃）における運動持久能を高め [42]，ラットでは普通の環境における運動持久能を高めることが報告されている [43]。これらの報告からすると，BCAA サプリメントはヒトの運動パフォーマンスを改善する可能性はあるが，現在では BCAA サプリメントによるエネルギー代謝に対する直接的な改善作用については否定的である [44]。むしろ，BCAA の作用はタンパク質代謝を改善して筋肉づくりを通して運動パフォーマンスに作用する可能性が高い（以下の「1.3」を参照）。

さらに，興味深い BCAA の作用として，BCAA は肝硬変患者の薬剤として利用されており，BCAA を摂取することにより肝硬変患者の低下した血中アルブミン濃度を回復させる。それと同時に，肝硬変患者で頻発する「こむら返り」の頻度をかなり効果的に減少させることが報告されている [45]。この「こむら返り（筋痙攣）」に対する BCAA の作用は，運動時の筋痙攣にも同様に作用する可能性が高い。実際に，この BCAA 効果は一般のヒトにおいてしばしば経験されている。

1.3　筋肉づくりのための食事：タンパク質・アミノ酸とそのとり方
1.3.1　運動による筋タンパク質合成の促進

運動トレーニング（とくに負荷の強いレジスタンス運動）が筋タンパク質合成を増大させ筋肥大をもたらすことは古くから知られている。実際に，ボディビルダーやウエイトリフティング選手はレジスタンス運動をトレーニングに取り入れて筋肉づくりを行っている。さらに，レジスタンストレーニングだけでなく種々のタイプの運動がタンパク質合成に影響することが明らかにされており，近年では血流を制限して行う軽負荷のレジスタンストレーニング（加圧トレーニング）も，遺伝子発現に影響して筋肥大を促進することが明らかとなった [46]。

上述したように，運動中は筋タンパク質分解が促進されるが，運動直後から筋タンパク質合成が促進されるようである。運動によるメカニカルストレスがどのような機構で筋タンパク質合成を促進するかについては，まだ明確にされていないが，筋細胞内に刺激を伝達するグアニンヌクレオチド結合タンパク質（G タンパク質）が関与した遺伝子発現調節が関係している所見が報告されている [47]。

先にも述べたように，運動中ではタンパク質分解が亢進すると同時に，その合成は抑制される（表

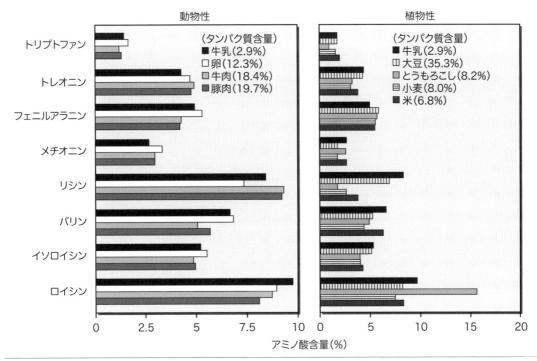

図1-6 動物性タンパク質と植物性タンパク質の必須アミノ酸組成の比較

1-1)[48]。**運動によりタンパク質合成が増大するのは運動終了後で**あり，運動後少なくとも24時間ほどは続くようである（表1-1）[3, 48, 49]。また，高強度〔80％ 1 RM（repetition maximum）（1回のみ繰り返し可能な強度の80％に相当する強度）を8セット〕のレジスタンス運動を負荷した場合には，運動後48時間は筋タンパク質合成が有意に上昇した報告もある[50]。運動後の筋タンパク質合成促進は，おそらく，運動のタイプや強度に影響されると考えられる。

1.3.2 摂取するタンパク質の質

　ヒトが必要とするアミノ酸を最もバランスよく含んでいるタンパク質の1つに牛乳タンパク質がある。この牛乳タンパク質を基準として，動物性タンパク質と植物性タンパク質のアミノ酸バランスを比較すると，前者は比較的牛乳タンパク質に類似しているのに対して，後者はそうでないものが多い（図1-6）。したがって，**体づくりのためには，動物性タンパク質のほうが一般的には有利である**と考えられる。しかしながら，1.3.3-cで述べるように，タンパク質の摂取量およびそれに含まれるロイシン量がとくに重要である可能性が指摘されている。さらに，中高年者の運動後の筋タンパク質合成に対する大豆タンパク質と乳清タンパク質の摂取効果を比較した研究においても，両者で差は認められなかった[51]。

1.3.3 タンパク質・アミノ酸の摂取タイミング

　運動終了後に筋タンパク質合成が増大するので，その時点でタンパク質・アミノ酸を摂取する必要性が高いことが予想される。運動との関係で，**タンパク質・アミノ酸を投与するタイミングの重要性**

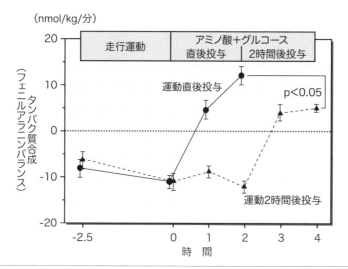

図 1-7　運動後のアミノ酸・グルコース投与による筋タンパク質合成の上昇：運動直後と運動後 2 時間の時点における投与の比較
運動直後のアミノ酸・グルコース投与のほうが筋タンパク質合成率の上昇が高かった。
（文献 53 より引用）

に関する初期の研究は，イヌを用いて行われた[52, 53]。この研究では，運動直後もしくは運動終了 2 時間後にアミノ酸とグルコースの混合液を投与して，筋タンパク質合成にどちらのタイミングが効果的かを検討した。その結果，どちらのタイミングで混合液を投与してもタンパク質合成は増大するが，運動直後に投与したほうがその上昇するレベルは高かった（図 1-7）。

　この所見は，その後に報告された数々のヒトにおける研究においても支持されている。以下に，ヒトにおける研究結果を，運動による筋タンパク質合成に対する（a）タンパク質摂取の効果，（b）アミノ酸摂取の効果，および（c）運動による筋肥大・筋力に対するタンパク質・アミノ酸摂取の効果に分けてまとめた。

a）タンパク質摂取の効果

　Levenhagen ら[54]は，被験者(30 〜 33 歳)に 60 分の自転車エルゴメータによる運動を負荷した後，タンパク質食品（組成：タンパク質 10 g，糖質 8 g，脂肪 3 g）をその**直後に摂取**させた場合と，**3 時間後に摂取**させた場合で，運動後の筋タンパク質合成を比較した。その結果タンパク質合成は有意に運動直後摂取のほうが高かった。

　一方，運動直前と直後に乳清タンパク質（消化吸収が早いタンパク質）と糖を摂取させた場合の筋タンパク質合成に対する効果を比較した研究[55]も報告されている。両者とも筋タンパク質合成が増加したが，摂取タイミングの違いによる差は認められなかった。

b）アミノ酸摂取の効果

　筋タンパク質合成に対するアミノ酸食品摂取の効果と運動の関係については，米国テキサス大学の研究グループ[56〜58]が精力的に研究しており，タンパク質摂取の効果とは一部異なるようである。

アミノ酸食品（組成：必須アミノ酸混合 6 g，ショ糖 35 g）をレジスタンス運動後 1 時間と 3 時間で摂取させ，運動後のタンパク質合成に対する効果を比較した研究では，両タイミングとも筋タンパク質合成を促進し，両者の間で差はなかった [56]。

　一方，被験者にレジスタンス運動の直前もしくは直後にアミノ酸食品を摂取させる方法で，運動後の筋タンパク質合成を検討したところ，運動直後よりも直前の摂取においてタンパク質合成が約 2 倍も高かった [57]。しかしながら，同様のアミノ酸食品を運動 1 時間前に摂取させた場合には，筋タンパク質合成に対する効果はなかったとする報告 [58] もあり，この現象はアミノ酸が速やかに体内に吸収されることと関係すると考えられる。よって，**アミノ酸摂取は，運動直前が最も効果的**と考えられる。また，1.2 で記載したように，運動直前の BCAA 投与は，運動中の筋タンパク質分解も抑制するので，筋損傷を低下させる効果も期待できる。

c) 運動による筋肥大・筋力に対するタンパク質・アミノ酸摂取の効果

　2016 年，ヒト（若年成人）のレジスタンス運動による筋タンパク質合成および筋肥大・筋力に対するタンパク質・アミノ酸摂取の効果について，100 近い論文のデータをまとめたシステマティックレビュー [59] が報告された。それによれば，運動による筋タンパク質合成はタンパク質・アミノ酸摂取により上昇しても，筋肥大と筋力増加のための摂取タイミングはない（一致した見解はない）とする結論であった。すなわち，**若年成人のレジスタンス運動による筋タンパク質合成の上昇は，運動後のタンパク質・アミノ酸摂取により促進されるが，それは筋肥大と筋力増加に結びつかない**とするものであった。この論文の結論では，筋肥大・筋力増加には 1 日の総タンパク質摂取量が重要であるとされている。また，摂取タンパク質の質については，タンパク質の種類（乳清，カゼイン，大豆タンパク質，これらの混合タンパク質など）に関係なく，1 回あたりのタンパク質摂取でロイシン摂取量が 2 g を超えていればタンパク質間に差はないとする結論になっている。これらの結論は，最近の総説 [44] によっても支持されている。

　いずれにしても，ヒトは個人差が非常に大きく，それを凌駕するような栄養効果はほとんど認められないようである。しかしながら，とくに注意したい点は，**①普段トレーニングしていないヒトではトレーニング効果が強く現れること，②普段のタンパク質摂取量が十分でないヒトではタンパク質・アミノ酸摂取の効果が大きいこと**はまちがいないようである。このシステマティックレビュー [59] にまとめられている，若年成人におけるタンパク質・アミノ酸摂取を伴うレジスタンス運動による筋肥大と筋力増強の効果を表 1-2 にまとめた。

　上記のように，レジスタンス運動（とくに長期トレーニング）によるヒトの筋肥大と筋力に対する栄養の効果について一致した見解は得られていないが，運動後のタンパク質・アミノ酸（とくにロイシン）摂取は，筋タンパク質合成を高めることはまちがいない。また，**高齢者**（約 74 歳）に，週 3 回のレジスタンストレーニングを負荷し，そのトレーニングの直後もしくは 2 時間後にタンパク質食品（組成：タンパク質 10 g，糖質 7 g，脂肪 3 g）を摂取させ，このプログラムを 12 週継続した後に筋力と筋肉量を測定した研究 [60] では，**トレーニング直後の摂取のほうが，筋力，筋肉量ともに増大していた**。よって，対象者の条件（とくに年齢など）によって，トレーニング後のタンパク質・アミノ酸摂取のタイミングが筋肥大と筋力アップに影響する可能性が考えられる。いずれにしても，

測定項目およびサプリメント	研究結果および推奨
急性効果（サプリメント摂取を伴う1～数回のレジスタンス運動の効果）	
mTORC1 シグナル*	Akt ↑，mTORC1 ↑，rpS6 ↑，S6K1 ↑↑
筋タンパク質合成*	速筋と遅筋の混合筋タンパク質合成↑，筋線維タンパク質合成↑，アミノ酸濃度の動静脈較差法により測定したタンパク質合成↑
最適な1回のタンパク質摂取量	1回投与あたり約20～30gのタンパク質で2g以上のロイシンを含む
最適なタンパク質のタイプ（種類）	タイプ（種類）に関係なく，1回投与あたり2g以上のロイシンを含む良質なタンパク質
慢性効果（サプリメント摂取を伴うレジスタンス運動の効果）	
全身除脂肪量（筋肉量）*	若干の増加傾向（文献により不一致）
局所（使用部位）の除脂肪量（筋肉量）	不変またはほとんど検証なし
筋断面積・厚さ	ほとんど影響（変化）なし
筋力	ほとんど影響（変化）なし
1日あたりの最適なタンパク質摂取量	0.8～1.0g/kg体重未満
最適な1回のタンパク質摂取量	急性と同じ，または1回あたり約0.25g/kg体重
最適なタンパク質タイプ（種類）	急性と同じであるが，考慮する必要はない可能性が高い

表 1-2　若年成人のタンパク質・アミノ酸サプリメント摂取を伴うレジスタンス運動による効果：急性効果と慢性効果の違い

*タンパク質・アミノ酸摂取によるそれぞれの成分のリン酸化による活性化。↑：効果あり，↑↑：顕著な効果あり。
Akt：プロテインキナーゼB，mTORC1：哺乳動物のラパマイシン標的タンパク質複合体キナーゼ1，rpS6：リボソームタンパク質S6，S6K1：S6キナーゼ（コラム1-2参照）。
（文献59の表5を改変して引用）

1日のタンパク質摂取を十分量とすることは強調されるべきであり，とくに，ロイシンによる筋タンパク質合成作用の感受性が低下している高齢者では，タンパク質・アミノ酸摂取量を増加させることが強くすすめられる[61]。

1.3.4　タンパク質の必要量

2020年の日本人の食事摂取基準（付録参照）では，一般成人の1日あたりのタンパク質推定平均必要量は，男性で50g，女性で40gであり，推奨量は男性で65g，女性で50gである。

運動によりタンパク質・アミノ酸の分解が亢進し，さらにタンパク質合成も高まることが明らかにされているので，運動を実施するとタンパク質の必要量は増加することが予想される。しかし，この点に関する統一的な見解は必ずしも得られていないが，本書での推奨として，多くの報告および一般的な経験論から，**運動をした場合にタンパク質の摂取量を増加させることがすすめられる**。具体的には，運動を激しく行うヒトでは，一般のヒトの1.5～2倍のタンパク質を摂取することがすすめられる[6, 12]。このタンパク質の必要量は，前述のようにタンパク質中のロイシン量が基準となるであろう。

1.3.5　タンパク質と糖質の相互作用

　摂取したタンパク質の体内への貯留率について，同時に摂取する他の栄養素がそれに影響するかどうかをヒトにおいて検討した報告 [65] がある。この研究では，①「タンパク質のみの摂取」，②「タンパク質とショ糖の同時摂取」，もしくは③「タンパク質と脂肪の同時摂取」の条件で，摂取後 8 時間までの摂取タンパク質の体内貯留率を比較検討した。その結果では，①「タンパク質のみ」と③「タンパク質 + 脂肪」の条件では摂取したタンパク質の 80％が貯留され，②「タンパク質 + ショ糖」の条件では 85％が貯留された。すなわち，タンパク質とショ糖を同時に摂取するとタンパク質の同化が促進されることが明らかにされた。このショ糖の作用は，インスリン分泌の刺激を通して発揮されたと考えられており，ショ糖だけでなくデンプンなどのインスリン分泌を刺激する糖質であれば同様の効果が期待できると考えられる。

　一方，体内のグリコーゲン量も運動中のタンパク質分解に関係することがわかっている。体内のグリコーゲンが枯渇した条件と，グリコーゲンが豊富に存在する条件でヒトに運動を負荷した場合，血中と汗中の尿素量は，後者よりも前者においてかなり高くなることが明らかにされている（図 1-8）[66]。すなわち，体内のグリコーゲンが枯渇した状態では，運動による体タンパク質の分解が促進されると考えられる。おそらく，分解されたタンパク質は糖新生の材料として利用されるのであろう。

　これらの所見から，**摂取したタンパク質を有効に筋肉づくりに利用するためには，タンパク質と一緒に糖質を摂取することが必要である**と結論できる。さらに，グリコーゲンを蓄積した状態で運動負荷すると，体タンパク質の分解を抑制できるようである [66]。

1.4　筋肉づくりのまとめ

　ここまで述べたように，運動（とくにレジスタンストレーニング）によって筋タンパク質合成を高めるためには，運動後に十分量のタンパク質（食事）を摂取することが重要である（図 1-9）。ここでのタンパク質量は，それに含まれるロイシンの量が基準となり，1 回の摂取で 2 g 以上のロイシン

コラム 1-5

高齢者の低下した筋タンパク質合成を刺激する方法

　高齢者では，インスリン感受性の低下（インスリン抵抗性の上昇）などにより，一般成人の食後のインスリンレベルでは，筋タンパク質合成が十分に上昇しないようである [62]。さらに高齢者では，タンパク質合成を刺激するアミノ酸であるロイシンに対する感受性も低下していることが明らかにされている [61]。これらがサルコペニアの原因となっているようである。これらを改善するには，血中のインスリン濃度もしくはロイシン濃度を 2 倍近くに上昇させると，一般成人と同様の筋タンパク質合成の反応が得られる [61,62]。高齢者の筋タンパク質合成促進のために食事でできることとしては，ロイシン（タンパク質）摂取を多くすることがあげられる。また，高齢者がエアロビック運動 [63] もしくは加圧トレーニング [64] をすることにより，タンパク質合成が促進することもわかっているので，この運動法と食事（高タンパク質食）により，サルコペニアを予防・改善できる可能性が高い。

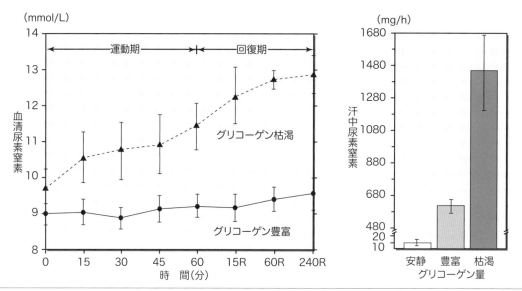

図 1-8　運動によるヒト血清尿素窒素と汗中尿素の上昇：グリコーゲンの豊富な状態と枯渇した状態の比較
R：回復期。
（文献 66 より引用）

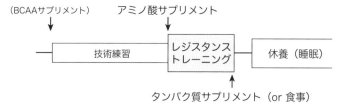

図 1-9　運動との関係におけるアミノ酸・タンパク質サプリメントの摂取
アミノ酸（とくに BCAA）サプリメントはレジスタンストレーニングの前（および最中）に摂取することにより運動後のタンパク質合成を強く促進する可能性が考えられる。技術練習前に BCAA サプリメントを摂取することで運動による中枢性疲労を抑制することが期待できる可能性がある[39]。トレーニング後はタンパク質サプリメント（もしくは食事）によってタンパク質を摂取することがすすめられる。

を摂取することが必要である（表 1-2）。タンパク質の摂取タイミングについては，まだ明確な答えはないが，対象者の条件（高齢者など）によっては，レジスタンス運動から間隔を空けるよりもその直後に摂取したほうが効果的に筋肉量・筋力を増加できる可能性が高い。

　運動と関係したアミノ酸サプリメントの摂取タイミングとしては，運動直前の摂取が効果的である可能性が示されているが（図 1-9），運動後の摂取により筋タンパク質合成を高めることもまちがいないようである。アミノ酸の中でもロイシンが筋タンパク質合成を高める中心的なアミノ酸であるが，ロイシンを単独で摂取することは，他のアミノ酸（とくに BCAA であるイソロイシンとバリン）の血中濃度を一時的に低下させるので避けるべきであろう[67]。BCAA としては，3 種類（ロイシン，イソロイシン，バリン）を同時に摂取することがすすめられる。

　この筋肉づくりのためのタンパク質・アミノ酸摂取法は，アスリートだけに適応されるものではな

く，一般の人が健康の維持・増進のために運動する場合，および骨折などの障害による筋肉の萎縮から回復するための運動（リハビリテーション）の場合にも同様に適応できるだろう。一般的に，ある程度激しい運動をすると，「タンパク質と糖質」を食べたくなる傾向にあるが，これは身体がタンパク質合成のためのアミノ酸とグリコーゲン合成のためのグルコースを欲求している信号であろう。運動後にはこれらの栄養素を十分に摂取しなければならない。

2. 骨づくり

骨は，カルシウムのリン酸塩の結晶が，タンパク質であるコラーゲンの骨母質に組み込まれた構造

コラム 1-6

筋力トレーニングによる筋損傷と筋肥大 [68]

　一般的に，運動経験者であれば，筋力トレーニングを行った翌日以降に起こるある程度の筋肉痛を心地よく感じる傾向にある。すなわち，トレーニングをしたのだから，筋肉痛が発生して当たり前であり，筋肉痛に伴う筋損傷が筋肉の発達を促進すると考える傾向にある。

　この経験論に異議を唱える研究が報告された [68]。この研究では，遺伝子操作によりマクロファージ（貪食細胞）の細膜損傷作用をなくしたマウスを用いて，重量負荷による筋肥大を正常マウスと比較したところ，両マウスで差がなかった。その所見から，筋損傷は筋肥大に重要でないかもしれないと考察した。しかし，その後の同じグループの研究で，筋損傷からの修復および筋肥大におけるマクロファージの重要性が報告されており [69]，他の多くの研究所見と合わせると，炎症反応による免疫系の活性化は筋再生および筋肥大に必須であるとされている [70]。そのメカニズムとして，筋組織の表面に多く存在する筋衛生細胞（筋幹細胞）が，炎症に伴い活性化された免疫系細胞の刺激により増殖し，筋細胞に分化すると理解されている [70]。

コラム 1-7

運動直後のタンパク質食品の摂取による筋肉痛と運動障害の軽減 [71]

　アメリカ海軍の新兵（386人）の54日間の基礎トレーニング（27回）に，運動直後のタンパク質食品摂取のアイデアが取り入れられ，その結果が報告された。新兵を，a群：訓練直後の栄養摂取なし，b群：訓練直後に糖質（8 g）＋脂肪（3 g）を摂取，c群：訓練直後にタンパク質（10 g）＋糖質（8 g）＋脂肪（3 g）を摂取の3つのグループに分けた。すなわち，c群のみが運動直後にタンパク質を摂取した。a群とb群に比べてc群では，訓練中の医療施設での受診が33%少なく，感染疾患および筋肉・関節障害での受診はそれぞれ28%と37%少なかった。さらに熱疲労による受診は，c群が83%も低かった。さらに，運動直後の筋肉痛は，a群とb群に比べてc群で34日目以降で明らかに低かった。したがって，運動直後のタンパク質摂取は，筋タンパク質合成を高めるばかりでなく，筋肉痛や運動障害を軽減する作用があるようである。この情報は，スポーツの現場におけるけがの防止などに役立つ。

をもつ特殊な結合組織である[72]。その組成は，カルシウムとリン酸を主成分とする無機質が約70%を占め，その他の成分の大半がI型コラーゲンである[73]。運動トレーニングにより筋肉づくりが進めば，それと並行して骨格も発達するので，筋肉と骨は切り離して考えることはできない。しかしながら，骨は他の組織と異なり，硬く成長もかなりゆっくりであることから，研究しにくい組織である。したがって，運動による骨形成促進の詳細なメカニズムには不明な点が多いが，骨格筋が収縮して骨に物理的な刺激を加えることや，タンパク質やカルシウムなどの栄養の摂取がその骨形成に大きな影響を及ぼすことは明らかである。とくに，骨の成分としてタンパク質も重要であるので，これまで述べた効果的な筋肉づくりの食事摂取法は骨づくりにも適応できるだろう。

上述のように骨の無機質の主成分はカルシウムとリン酸である。リン酸は多くの食品中に含まれているが，カルシウムを豊富に含む食品は少ない。また，カルシウムの体内への吸収率は，およそ30〜50%（表1-3）[74]と低く不足しがちな栄養成分であるため，骨づくりにはカルシウムの摂取が重要である。

日本人の成人における1日のカルシウムの推定平均必要量は，男性で600〜650 mg，女性で550 mg（推奨量はそれぞれ750〜800 mg，600〜650 mg；付録参照）とされているが，最近の日本人の1日の平均カルシウム摂取量は，ほとんどの年齢層でこの必要量に達していない。したがって，多くの日本人はカルシウム不足の状態にあるようである。

カルシウムを豊富に含む食品としては，牛乳およびチーズ，ヨーグルトなどの乳製品，小魚やごまがあげられる。1 Lの牛乳は約1,000 mgのカルシウムを含んでいる。ヨーグルトは100 gあたり約120 mg，チーズは10 gあたり60〜90 mgのカルシウムを含んでいる。このように**牛乳と乳製品は，**

コラム1-8

骨の構造と代謝（吸収と形成）[72, 73]

骨は，主に無機質とコラーゲンから構成されているので，正常な骨の構造が維持されるためには，適当量のタンパク質と無機質が必要である。無機質は，主にカルシウムとリン酸よりなるリン灰質（ヒドロキシアパタイト）であるが，その他にナトリウムと少量のマグネシウムも含まれる。骨を鉄筋コンクリートにたとえれば，鉄筋の役割をするコラーゲンとコンクリートの役割をするヒドロキシアパタイトといえるだろう。コラーゲンは互いに強く結合しあってコラーゲン細線維を形成し，重量あたりでは鋼鉄に匹敵する強さを有している。骨の大部分は，小柱骨（海綿骨）を取り巻く外層の緻密骨（皮質骨）と，多くの場合骨髄腔から構成されている。緻密骨はあらゆる骨の辺縁部に見られ，高密度であり代謝活性は低い。

ヒトの一生を通じて骨は絶えず吸収され，また同時に新しい骨が形成される。骨のカルシウムは，幼児では1年ごとに100%，成人では1年ごとに18%の率で交代している。骨のつくり替えは，局所的に存在する一群の細胞の小領域単位で進められる。その小領域では，破骨細胞がまず骨を再吸収（分解）し，次いで骨芽細胞が同じ小領域全体に新骨を形成する。これらの骨再形成により骨実質の約5%はいつもつくり替えられている。骨更新率は，緻密骨で1年ごとに約4%，小柱骨で約20%である。この骨更新は，一部重力やその他の圧力やひずみが骨格に加わることにより影響される。また，血液中のホルモンや成長因子などによっても調節されている。

骨づくりには欠かせない食品である。

　一方，各種の食品中にはカルシウムの吸収を阻害する成分が含まれているので，それらの食品をカルシウムと同時に摂取することを避けるのが合理的である。カルシウムの吸収を阻害する主な食品には，食物繊維（野菜や穀類），タンニン（コーヒー，紅茶，緑茶，ウーロン茶），フィチン酸（穀類や豆類）などがある。したがって，牛乳などのカルシウム源は食事とは別に摂取することが効果的であろう。

　一方，カルシウムの吸収を促進する成分としては，柑橘類に多く含まれるビタミンCやクエン酸がある。したがって，間食や食後のデザートに柑橘類を摂取し，そのタイミングに合わせて乳製品をとるようにすれば，カルシウムの吸収には効果的であろ

表 1-3　年齢によるカルシウム吸収率の変化		
年　齢	カルシウム吸収率（％）	
	男性	女性
＜ 1	50	50
1 ～ 2	40	40
3 ～ 5	40	40
6 ～ 8	40	40
9 ～ 11	40	40
12 ～ 14	45	45
15 ～ 17	45	45
18 ～ 29	35	35
30 ～ 49	30	30
50 ～ 69	30	30
＞ 70	30	30

（文献 74 より引用）

う。アスリートにとって，カルシウムの摂取は非常に大切である。筋肉づくりのために多量に摂取するタンパク質は，尿中へのカルシウム排泄を高める可能性が報告されており，また発汗に伴うミネラ

コラム 1-9

牛乳の飲み方

　牛乳は，カルシウムを豊富に含む重要な食品である。また，牛乳中のカルシウムの吸収率は比較的高いとされている。しかし，牛乳には乳糖（ラクトース）と呼ばれる特殊な糖が含まれているため，この糖を分解する酵素（ラクターゼ）が小腸内に多く存在する人は牛乳を飲んでも何の問題もないが，この酵素を含まないかその量が少ない場合には，乳糖の消化不良のため下痢を引き起こすことになる。この状態を乳糖不耐症と呼ぶ。ラクターゼの生成量は成長するにつれ低下するが，牛乳を飲めない人でも，乳糖不耐症でないかぎりある程度の適応力が備わっているため，牛乳を少しずつ飲むことによって少なくともある程度は適応できるはずである。この適応力は若い世代のほうが高いようであり，子どもの時から牛乳を飲む習慣をつけたほうがよいと思われる。

　牛乳により下痢を起こしてしまう人は，就寝前に温めた牛乳を少量ずつ飲むようにすると下痢の発生を少なくできる可能性が考えられる。なぜならば，就寝中は腸の運動はゆっくりになるためである。また，起床時に排便が促進されればさらに好都合であろう。このような方法で，牛乳を飲めない人も徐々に牛乳を飲めるようにしてはどうだろうか。

　一方，カルシウムなどの吸収率の低いミネラルの摂取法を考えた場合，一挙にそれらのミネラルを摂取するとミネラルの相互作用のためにそれらの吸収が抑制されることが考えられる[74]。したがって，食事とともに牛乳を摂取するよりも，食事と時間をずらして摂取したほうがカルシウムの摂取には有利であろう。

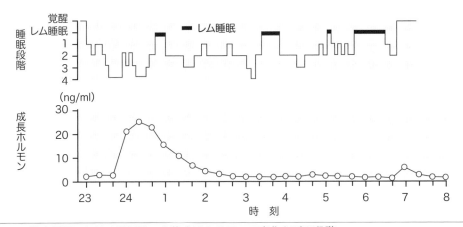

図 1-10　正常人男子における睡眠時の血漿成長ホルモンの変化と睡眠段階
（文献 76 より引用）

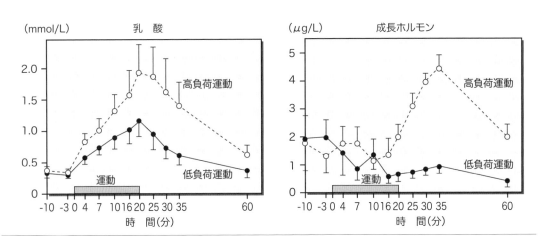

図 1-11　高負荷運動と低負荷運動による成長ホルモン分泌の違い
高負荷運動では 21 分間に 85％ 1RM（レッグプレス）を 7 回繰り返し，低負荷運動では 21 分間に 28％
1RM × 21 回を 7 セット繰り返した。高負荷運動では血中乳酸濃度の上昇が大きく，運動後に成長ホルモン
の分泌が認められた。
（文献 77 より引用）

ルの損失も大きい。これらの点からも，十分なカルシウムの摂取を心がけるべきである。

　上述したように，一般の人で 1 日 600 mg 以上のカルシウム摂取がすすめられているが，アスリートでは運動によりカルシウムの必要量が増加すると考えられる。したがって，アスリートには 1 日 1 L の牛乳の摂取（1 日 1,000 mg のカルシウム）が目安となるだろう[75]。

3. 生活リズムと体づくり

　効果的な体づくりのためには，生活リズムが重要である。運動による体づくりの刺激と体づくりのための栄養の摂取に加えて，体づくりのための休養を取り入れることが効果的な体づくりを可能にすると考えられる。

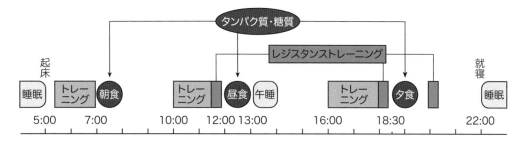

図 1-12　1 日のトレーニングと食事のタイミング
（文献 80 より引用）

　休養中の体づくりに最も深く関係しているのは**成長ホルモン**である。成長ホルモンは，脳の下垂体から分泌されるホルモンで，筋肉と骨の成長を刺激することが知られており，体づくりには重要な役割を果たす。成長ホルモンの分泌は睡眠により誘発されることが知られており，とくに入眠後 1 ～ 2 時間の深い眠り（ノンレム睡眠）の時期に分泌が促進される（図 1-10）[76]。**休養が体づくりの重要な要素**であり，さらに成長ホルモンの分泌からすると，**睡眠中に体づくりが促進される**と考えてもよいであろう[78]。また，成長ホルモンの分泌は午睡（昼寝）によっても促進されるので，午睡は体づくりには有効であると考えられる。急速な体づくりを必要とする相撲取りは午睡を日課に取り入れているが，彼らは午睡のこの効果を有効に活用しているようである。

　成長ホルモン分泌に及ぼす運動の影響も検討されている。一定時間内に弱い負荷の運動を繰り返した場合と，回数は少ないが強い負荷の運動を行った場合における血中成長ホルモン濃度を比較すると，

コラム 1-10

寝る子は育つ

　人体の代謝およびそれを調節するホルモンの分泌には，日内リズムが存在する。筋肉および骨づくりを促進するホルモンとしては，成長ホルモンがよく知られている。成長ホルモンは，下垂体（前葉）から分泌されるホルモンであり，191 個のアミノ酸から構成される分子量約 22,000 のペプチドホルモンである。その生理作用として，筋細胞へのアミノ酸の取り込みとタンパク質の合成を刺激し，筋肉の増殖を促進する。また，骨においては，成長期の児童では骨端板での長骨の成長や軟骨の形成を促進し，成人では骨先端部の肥大や軟組織の成長を盛んにする。これらの成長に関する作用は，インスリン様成長因子 1（insulin-like growth factor-1：IGF-1）を介して発揮されることがわかっている。成長ホルモンは，成長に関する刺激だけでなく細胞内の糖や脂質の代謝に関与するシグナル伝達系にも作用し，血糖の上昇や脂肪分解促進などの作用ももつことが知られている。

　成長ホルモンの分泌は，多種多様の刺激によって影響を受けるが，このホルモンの分泌を最も増加させるのが睡眠であることが古くから知られている。脳波の測定によると，入眠後 1 ～ 2 時間の時点で，ノンレム睡眠という最も睡眠の深い時期があり，この時成長ホルモンが最も多く分泌される（図 1-10 参照）。また，成長ホルモンの分泌量は，年代によって異なり，最も多く分泌されるのが思春期である。この時期における体づくりが，一生のうちでも最も重要である。「寝る子は育つ」は本当である。

後者の場合にのみ成長ホルモン濃度の上昇が運動後に認められた（図1-11）[77]。さらに，成長ホルモンだけでなく他のタンパク質同化ホルモン（テストステロン，インスリン様成長因子1）もレジスタンス運動後に血中濃度が上昇することが認められている[79]。したがって，レジスタンストレーニングにおける強い負荷の運動がタンパク質同化ホルモンの分泌を刺激し，これがレジスタンストレーニングによる体づくりの1つのメカニズムと考えられる。一般的に強い負荷のレジスタンス運動は，筋肉に損傷を与え，その後の休息の時間に体づくりが促進されるとすると，レジスタンストレーニングは，1日のうちで夕方（夕食前）か睡眠前に行うことがすすめられる。一般的に提唱されている食事と運動トレーニングのタイミングを図1-12にまとめた[80]。

参考文献

1. 小林久峰：高齢者の骨格筋減弱（サルコペニア）の対策とアミノ酸．化学と生物，45：126-131，2007.
2. Fujita S, Volpi E : Amino acids and muscle loss with aging. J Nutr, 136 : 277S-280S, 2006.
3. Meng SJ, Yu LJ : Oxidative stress, molecular inflammation and sarcopenia. Int J Mol Sci, 11 : 1509-1526, 2010.
4. Janssen I, et al. : The healthcare costs of sarcopenia in the United States. J Am Geriatr Soc, 52 : 80-85, 2004.
5. 厚生労働省．令和元（2019）年度国民医療費の現況．2021．
   https://www.mhlw.go.jp/toukei/saikin/hw/k-iryohi/19/index.html）
6. Rennie M : Influence of exercise on protein and amino acid metabolism. In : Rowell LB and Shepherd JT, eds., Handbook of Physiology, Section 12 : Exercise : Regulation and Integration of Multiple Systems, Oxford University Press, New York, pp. 995-1035, 1996.
7. Wagenmakers AJM : Muscle amino acid metabolism at rest and during exercise : role in human physiology and metabolism. Exerc Sport Sci Rev, 26 : 287-314, 1998.
8. Xue QX : The frailty syndrome: definition and natural history. Clin Geriatr Med, 27 : 1-15, 2011.
9. Bell RAV, et al. : The beneficial role of proteolysis in skeletal muscle growth and stress adaptation. Skeletal Muscle, 6 : 16, 2016. doi : 10.1186/s13395-016-0086-6.
10. Armstrong RB, et al. : Eccentric exercise-induced injury to rat skeletal muscle. J Appl Physiol, 54 : 80-93, 1983.
11. Evans WJ, et al. : Metabolic changes following eccentric exercise in trained and un- trained men. J Appl Physiol, 61 : 1864-1868, 1986.
12. Poortmans JR : Protein metabolism. In : Poortmans JR, ed., Principles of Exercise Biochemistry, Medicine and Sport Science, Vol. 27, Karger, Basel, pp. 164-193, 1988.
13. Wolfe RR, et al. : Isotopic analysis of leucine and urea metabolism in exercising humans. J Appl Physiol, 52 : 458-466, 1982.
14. Shimomura Y, et al. : Activation of branched-chain α-keto acid dehydrogenase complex by exercise : effect of high-fat diet intake. J Appl Physiol, 68 : 161-165, 1990.
15. Shimomura Y : Regulation of branched-chain α-keto acid dehydrogenase complex in rat liver and skeletal muscle by exercise and nutrition. In : Patel MS, Roche TE, Harris RA, eds., Alpha-Keto Acid Dehydro-genase Complexes, Birkhauser Verlag, Basel, pp. 177-186, 1996.
16. Shimomura Y, et al. : Branched-chain 2-oxo acid dehydrogenase complex activation by tetanic contractions in rat skeletal muscle. Biochim Biophys Acta, 1157 : 290-296, 1993.
17. Wagenmakers AJM, et al. : Exercise-induced activation of the branched-chain 2-oxo acid dehydrogenase in human muscle. Eur J Appl Physiol, 59 : 159-167, 1989.
18. Suryawan A, et al. : A molecular model of human branched-chain amino acid metabolism. Am J Clin Nutr, 68 : 72-81, 1998.
19. Paul H, et al. : Paradoxical effects of clofibrate on liver and muscle metabolism in rats. J Clin Invest, 64 : 405-412, 1979.
20. Ishikawa T, et al. : Muscle-specific deletion of BDK amplifies loss of myofibrillar protein during protein undernutrition. Sci Rep, 7 : 39825, 2017. doi : 10.1038/srep39825.
21. Hood DA, Terjung RL : Leucine metabolism in perfused rat skeletal muscle during contractions. Am J Physiol, 253 : E636-E647, 1987.
22. van Hall G, et al. : Mechanisms of activation of muscle branched-chain α-keto acid dehydrogenase

during exercise in man. J Physiol, 494 : 899-905, 1996.

23. Kobayashi R, et al. : Hepatic branched-chain α-keto acid dehydrogenase complex in female rats ; activation by exercise and starvation. J Nutr Sci Vitaminol, 45 : 303-309, 1999.

24. Proud CG : Signalling to translation: how signal transduction pathways control the protein synthetic machinery. Biochem J, 403 : 217-234, 2007.

25. Kimball SR : The role of nutrition in stimulating muscle protein accretion at the molecular level. Biochem Soc Trans, 35 : 1298-1301, 2007.

26. De Bandt JP : Leucine and mammalian target of rapamycin-dependent activation of muscle protein synthesis in aging. J Nutr, 146 : 2616S-2624S, 2016.

27. MacLean DA, et al. : Branched-chain amino acids augment ammonia metabolism while attenuating protein breakdown during exercise. Am J Physiol, 267 : E1010-E1022, 1994.

28. Kadowaki M, et al. : Nutrient control of macroautophagy in mammalian cells. Mol Aspects Med, 27 : 426-443, 2006.

29. Herningtyas EH, et al. : Branched-chain amino acids and arginine suppress MaFbx/atrogin-1 mRNA expression via mTOR pathway in C2C12 cell line. Biochim Biophys Acta, 1780 : 1115-1120, 2008.

30. Ahlborg G, et al. : Substrate turnover during prolonged exercise in man. J Clin Invest, 53 : 1080-1090, 1974.

31. Takahashi A, et al. : Effects of amino acid supplementation on endocrine responses and profile of mood states during intermittent exercise for 24 hours. 体力科学, 49 : 561-570, 2000.

32. Coombes JS, McNaughton LR : Effects of branched-chain amino acid supplementation on serum creatine kinase and lactate dehydrogenase after prolonged exercise. J Sports Med Phys Fitness, 40 : 240-246, 2000.

33. 野坂和則 : 筋肉痛とアミノ酸. Training Journal, 289 : 24-28, 2003.

34. Shimomura Y, et al. : Nutraceutical effects of branched-chain amino acids on skeletal muscle. J Nutr, 136 : 529S-532S, 2006.

35. 佐藤寿一 他 : 筋肉痛および筋疲労感に対する分岐鎖アミノ酸飲料の効果. 臨床スポーツ医学, 22 : 837-839, 2005.

36. Shimomura Y, et al. : Branched-chain amino acid supplementation before squat exercise and delayed-onset muscle soreness. Int J Sport Nutr Exerc Metab, 20 : 236-244, 2010.

37. Jackman SR, et al. : Branched-chain amino acid ingestion can ameliorate soreness from eccentric exercise. Med Sci Sports Exerc, 2 : 962-970, 2010.

38. Skillen RA, et al. : Effects of an amino acid-carbohydrate drink on exercise performance after cosecutive-day exercise bouts. Int J Sport Nutr Exerc Metab, 18 : 473-492, 2008.

39. Blomstrand E, et al. : Influence of ingesting a solution of branched-chain amino acids on perceived exertion during exercise. Acta Physiol Scand, 159 : 41-49, 1997.

40. Shimomura Y, et al. : Suppression of glycogen consumption during acute exercise by dietary branched-chain amino acids in rats. J Nutr Sci Vitaminol, 46 : 71-77, 2000.

41. Wurtman RJ : Behavioural effects of nutrients. Lancet, 1145-1147, 1983.

42. Mittleman KD, et al. : Branched-chain amino acids prolong exercise during heat stress in men and women. Med Sci Sports Exerc, 30 : 83-91, 1998.

43. Calders P, et al. : Pre-exercise branched-chain amino acid administration increases endurance performance in rats. Med Sci Sports Exerc, 29 : 1182-1186, 1997.

44. Plotkin DK, et al. : Isolated leucine and branched-chain amino acid supplementation for enhancing muscular strength and hypertrophy: a narrative review. Int J Sport Nutr Exerc Metab, 31 : 292-301, 2021.

45. Sako K, et al. : Branched-chain amino acids supplements in the late evening decrease the frequency of muscle cramps with advanced hepatic cirrhosis. Hepatol Res, 26 : 327-329, 2003.

46. Drummond MJ, et al. : Human muscle gene expression following resistance exercise and blood flow restriction. Med Sci Sports Exerc, 40 : 691-698, 2008.

47. White JP, et al. : G protein-coupled receptor 56 regulates mechanical overload-induced muscle hypertrophy. Proc Natl Acad Sci USA, 111 : 15756-15761, 2014.

48. Goodman MM : Amino acid and protein metabolism. In : Horton ES, Terjung RL, eds., Exercise, Nutrition, and Energy Metabolism, Macmillan, New York, pp. 89-99, 1988.

49. Fry CS, et al. : Aging impairs contraction-induced human skeletal muscle mTORC1 signaling and protein synthesis. Skelet Muscle, 1 : 11, 2011. doi : 10.1186/2044-5040-1-11.

50. Phillips SM, et al. : Mixed muscle protein synthesis and breakdown after resistance exercise in humans. Am J Physiol, 273 E99-E107, 1997.

51. Borack MS, et al. : Soy-dairy protein blend or whey protein isolate ingestion induces similar

postexercise muscle mechanistic target of rapamycin complex 1 signaling and protein synthesis responses in older men. J Nutr, 146 : 2468-2475, 2016.

52. Okamura K, et al. : Effect of amino acid and glucose administration during postexercise recovery on protein kinetics in dogs. Am J Physiol, 272 : E1023-E1030, 1997.

53. 岡村浩嗣 他 : Jog Mate Protein の研究開発. New Food Industry, 39 : 7-13, 1997.

54. Levenhagen DK, et al. : Postexercise nutrient intake timing in humans is critical to recovery of leg glucose and protein homeostasis. Am J Physiol, 280 : E982-993, 2001.

55. Tipton KD, et al. : Stimulation of net protein synthesis by whey protein ingestion before and after exercise. Am J Physiol Endocrynol Metab, 292 : E71-E76, 2007.

56. Rasmussen BB, et al. : An oral essential amino acid-carbohydrate supplement enhances muscle protein anabolism after resistance exercise. J Appl Physiol, 88 : 386-392, 2000.

57. Tipton KD, et al. : Timing of amino acid-carbohydrate ingestion alters anabolic response of muscle to resistance exercise. Am J Physiol, 281 : E197-E206, 2001.

58. Fujita S, et al. : Essential amino acid and carbohydrate ingestion before resistance exercise does not enhance postexercise muscle protein synthesis. J Appl Physiol, 106 : 1730-1739, 2009.

59. Reidy PT, Rasmussen BB : Role of ingested amino acids and protein in the promotion of resistance exercise induced muscle protein anabolism. J Nutr, 146 : 155-183, 2016.

60. Esmarck B, et al. : Timing of postexercise protein intake is important for muscle hypertrophy with resistance training in elderly humans. J Physiol, 535 : 301-311, 2001.

61. Katsanos CS, et al. : A high proportion of leucine is required for optimal stimulation of the rate of muscle protein synthesis by essential amino acids in the elderly. Am J. Physiol Endocrynol Metabol, 291 : E381-E387, 2006.

62. Fujita S, et al. : Superphysiological hyperinsulinaemia is necessary to stimulate skeletal muscle protein anabolism in older adults; evidence of a true age-related insulin resistance of muscle protein metabolism. Diabetologia, 52 : 1889-1898, 2009.

63. Fujita S, et al. : Aerobic exercise overcomes the age-related insulin resistance of muscle protein metabolism by improving endothelial function and Akt/mammalian target of rapamycin signaling. Diabetes, 56 : 1615-1622, 2007.

64. Fry CS, et al. : Blood flow restriction exercise stimulates mTORC1 signaling and muscle protein synthesis in older men. J Appl Physiol, 108 : 1199-1209, 2010.

65. Gaudichon C, et al. : Net postprandual utilization of [15N]-labeled milk protein nitrogen is influenced by diet composition in humans. J Nutr, 129 : 890-895, 1999.

66. Lemon PWR, Mullin JP : Effect of initial muscle glycogen levels on protein catabolism during exercise. J Appl Physiol, 48 : 624-629, 1980.

67. Matsumoto T, et al. : Bolus ingestion of individual branched-chain amino acids alters plasma amino acid profiles in young healthy men. Springerplus, 3 : 35, 2014. doi: 10.1186/2193-1801-3-35.

68. Nguyen HX, Tidball JG : Null mutation of gp91phox reduces muscle membrane lysis during muscle inflammation in mice. J Physiol, 553 : 833-841, 2003.

69. Tidball JG, Wehling-Henricks M : Macrophages promote muscle membrane repair and muscle fiber growth and regeneration during modified muscle loading in mice in vivo. J Physiol, 578 : 327-336, 2007.

70. Tidball JG, : Regulation of muscle growth and regeneration by the immune system. Nut Rev Immunol, 17 : 165-178, 2017.

71. Flakoll P, et al. : Post-exercise protein supplementation improves health and muscle soreness during basic military training in marine recruits. J Appl Physiol, 96 : 951-956, 2004.

72. 星　猛 他訳 : 医科生理学展望, 原書17版, 丸善, 東京, pp. 385-398, 1996.

73. 鯉淵典之, 栗原　敏 監訳 : リッピンコットシリーズ　イラストレイテッド生理学, 丸善, 東京, pp. 196-208, 2014.

74. 吉田宗弘 : 食品中のミネラル含有量と栄養有効性. In : 食とミネラル, 学会センター関西, 大阪, pp. 53-78, 2001.

75. 伏木　亨 他編 : 栄養と運動, 杏林書院, 東京, pp. 32-33, 1999.

76. 加藤　譲 他 : 下垂体ホルモン分泌のリズム. 蛋白質・核酸・酵素, 27 : 233-245, 1982.

77. Vanhelder WP, et al. : Growth hormone responses during intermittent weight lifting exercise in men. Eur J Appl Physiol, 53 : 31-34, 1984.

78. 鈴木正成 : スポーツの栄養・食事学, 同文書院, 東京, pp. 88-104, 1986.

79. Kraemer WJ, et al. : Recovery responses of testosterone, growth hormone, and IGF-1 after resistance exercise. J Appl Physiol, 122 : 549-558, 2017.

80. 鈴木正成 : 日本人スポーツ選手の食事事情. Jpn J Sports Sci, 9 : 697-702, 1990.

第2章

スタミナと栄養

スタミナと関係する栄養では，主にエネルギー源としての糖質と脂質，およびエネルギー代謝を円滑に進めるためのビタミン B 群が重要である。とくに，糖質は体内の血糖やグリコーゲンの材料になるのでスタミナとの関係が深い。さらに，水分の摂取もスタミナの維持には重要である。

一般的には，スタミナの維持や回復を目的として，運動中や運動後などに水分と糖をとることが多いが，このような栄養摂取では，まちがった糖を摂取したり，摂取するタイミングを誤ると，逆にスタミナを減少してしまうこともありうるので十分な注意が必要である。

以下には主にスタミナと糖質との関係，スタミナづくりのための糖質の摂取法，水分摂取法，およびビタミン B 群について述べる。

1. スタミナと糖質

1.1 グルコース（ブドウ糖）とフルクトース（果糖）

ヒトがエネルギー源として利用する代表的な糖質はグルコース（図 2-1）である。グルコースは，血中では血糖として存在し，組織中ではグルコースが鎖状に結合し枝分かれした構造をもつグリコーゲン（図 2-2）として存在する[1]。グリコーゲンは主に肝臓と筋肉に貯蔵されており，その量は，普通食（表 2-1 中の混合食）を摂取する体重 70 kg の人で約 400 g であり，摂取する食事の糖質と脂肪の割合にかなり影響される（表 2-1）[2]。すなわち，糖質の多い食事ではグリコーゲン量は増加する。

グルコースは，筋肉のエネルギー源の 1 つであるばかりでなく，脳・神経の主要なエネルギー源であるため，血糖を一定の濃度以上に維持す

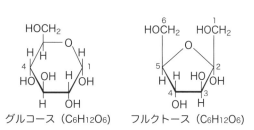

図 2-1　グルコースとフルクトース
分子式（$C_6H_{12}O_6$）は同じでも構造が異なる。

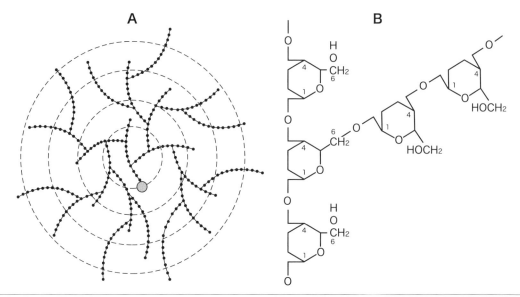

図 2-2　グリコーゲン分子の一般構造（A）と分岐点の構造の拡大図（B）
グリコーゲンの平均的な分子量は数百万ダルトンである。個々のグリコーゲン分子，中心付近にグリコゲニン（glycogenin）（●）と呼ばれるグリコーゲン合成の種となるタンパク質をもち，約 13 個のグルコースが直線的に結合した鎖を多数含む。この鎖は枝分かれしているものとしていないものが存在する。グリコーゲンの構造は球状であり，図のように同心円の層よりできあがっている。枝分かれ部分をもつ鎖（それぞれ 2 ヵ所の枝分かれが存在する）は内側の層に，枝分かれ部分をもたない鎖は外側の層に存在する。
（文献 1 より引用）

表 2-1　体重 70 kg の人におけるグリコーゲンもしくはグルコースの貯蔵部位と貯蔵量				
貯蔵部位	液量もしくは組織重量	食　事		
		混合食	高糖質食	低糖質食
体　液	12 L	9 〜 10 g (90 mg/dL)	10 〜 11 g (100 mg/dL)	8 〜 9 g (70 mg/dL)
肝　臓	1.2 kg	40 〜 50 g	70 〜 90 g	0 〜 20 g
筋　肉	32 kg	350 g	600 g	300 g

（文献 2 より引用）

ることがスタミナの維持ばかりでなく，生命維持のためにもきわめて重要である。

　グルコースの代謝では，酸素が利用できる場合には解糖系（図 9-3）とクエン酸回路（図 9-7）の両経路で完全酸化されるが，そうでない場合には解糖系で乳酸を生成する（図 2-3）。解糖系によって合成されるアデノシン三リン酸（adenosine triphosphate：ATP）（コラム 9-1 参照）は瞬発的（嫌気的）なエネルギー代謝において重要である。一方，クエン酸回路を経て合成される ATP は持久的（好気的）なエネルギー代謝において重要である。

　ヒトは，グルコースをデンプンやショ糖として多量に摂取するが，他の比較的多く摂取する糖質としてフルクトース（図 2-1）がある。実際に，ショ糖（砂糖）はグルコースとフルクトースが 1 対 1

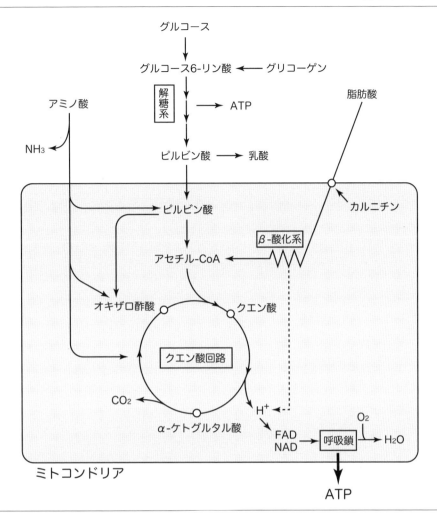

図 2-3　嫌気的エネルギー代謝と好気的エネルギー代謝
FAD（フラビンアデニンジヌクレオチド）と NAD（ニコチンアミドアデニンジヌクレオチド）は水素イオン（H^+）と電子の受容体として働く。

に結合してできている糖であるので，ショ糖を摂取するとグルコースとフルクトースを同量摂取することになる。フルクトースの代謝過程も，解糖系の中間点に合流するので，基本的にグルコースの代謝と類似しているが，摂取した場合にグルコースは血糖を上昇させるのに対して，フルクトースは血糖レベルにほとんど影響しない[3]。

1.2　スタミナとグリコーゲン

　持久運動におけるグリコーゲンの重要性は，筋肉のグリコーゲン量に応じて持久力が高まることを証明した研究[5]により明らかにされている（表 2-2）。すなわち，テスト前に自転車エルゴメータにより脚筋肉のグリコーゲンを枯渇させた後，①グリコーゲン合成の材料となる糖質をほとんど含まない高脂肪・高タンパク質食，②糖質，脂肪，およびタンパク質の混合食，もしくは③高糖質食を摂取させた後，自転車エルゴメータを漕げる時間をテストしたところ，①高脂肪・高タンパク質食を摂取

運動直前の血糖上昇はスタミナを低下させる

　運動を開始する45分前にグルコース溶液を摂取し，血糖と血中インスリン濃度が高い状態で運動を開始すると，運動中に血糖濃度は急激に低下してグルコース摂取前よりも血糖値が低下することがわかっている(図コラム2-1)[3]。この運動中の血糖低下は，インスリンによる筋肉への血糖取り込みの促進に加えて，運動による血糖の取り込みの刺激も加わり発生すると考えられる。さらに，組織へのグルコース取り込みの増加は，持久運動中の重要なエネルギー源である脂肪酸の利用を減少させる結果となる[4]。このように，運動中のグルコース利用促進による血糖低下は，運動の継続を困難にする強力な要因の1つであるため，スタミナ維持のためにはその発生を防がなければならない。

　一方，運動前にグルコースではなく，血糖上昇作用のほとんどないフルクトース溶液か水を摂取した場合には，運動開始による血糖低下の発生は認められない（図コラム2-1）。したがって，運動開始30分〜1時間前にとる飲料中の糖質には十分に注意する必要がある。一般的な清涼飲料水には，砂糖もしくはグルコースが含まれているので，そのような飲料はとるべきではない。スポーツ飲料でも砂糖やグルコースを含むものもあるが，一部のスポーツ飲料はフルクトースを主な糖質としているので，それらは摂取しても問題はないだろう。

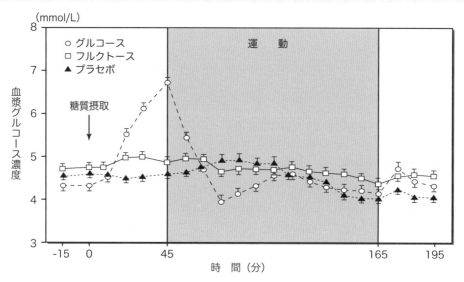

図コラム 2-1　運動45分前にグルコース，フルクトース，もしくはプラセボ（対照としての水）を摂取した場合の運動中の血糖の変動
運動45分前に250 mLに溶解した糖溶液（75 gグルコースもしくはフルクトース），もしくは味つけした水（プラセボ）を投与し，2時間の運動（最大酸素摂取量の55%に相当する運動）を負荷した。

食　事	筋グリコーゲン量（g/100 g）		持久力（分）
	持久力テスト前	持久力テスト後	
① 低糖質食	0.63	0.13	57
② 混合食	1.75	0.17	114
③ 高糖質食	3.31	0.43	167

表 2-2　筋グリコーゲンと持久力

②混合食のテストを行い，次いで，①低糖質食（高脂肪・高タンパク質食），③高糖質食のテストの順に同一被験者で行った。それぞれの食事は，②を 1 日のみ，①と③を 3 日間摂食した。持久力は，自転車エルゴメータを 75% $\dot{V}O_2$max で漕げる時間により判定した。
（文献 5 より引用）

した場合の筋グリコーゲン量が最も低く，運動持続時間も最も短かった。一方，③高糖質食を摂取した場合の筋グリコーゲン量が最も高く，運動持続時間も最も長かった。

　筋グリコーゲンが持久力に関係する理由として，従来では，筋肉内でのクエン酸回路を通したATP 再合成ができなくなると考えられてきた。すなわち，グリコーゲンが枯渇した状態では，①解糖系を通してのピルビン酸からのオキザロ酢酸の合成が低下する。また，②この状態では，血糖も低下するため，糖新生の基質を生成するためにタンパク質およびアミノ酸の分解が高まり，その結果生じるアンモニア（アミノ基）がクエン酸回路の α-ケトグルタル酸に結合してグルタミン酸を生成し無毒化される（図 2-4）。したがって，グリコーゲンの枯渇状態では，脂肪酸分解からアセチル-CoAが多く供給されてもクエン酸回路がうまく回転しなくなる。事実，筋グリコーゲンが減少した状態では，筋肉内のクエン酸回路成分の濃度が低下することが認められている[6]。

　近年のヒト筋グリコーゲンと筋収縮の研究において，筋グリコーゲン量は筋収縮に必要な筋小胞体（sarcoplasmic reticulum）からのカルシウムイオンの放出に影響することが証明された[7]。すなわち，**筋小胞体からのカルシウムイオン放出には解糖系で生成されるATP が重要であり，筋グリコーゲンが減少（枯渇）した状態ではそのカルシウムイオン放出が低下する**とのことである。とくに，運動中の筋肉内のグリコーゲンの消費では，筋線維内に存在するグリコーゲン〔全体の 5 〜 15%；多くのグリコーゲン（約 75%）は筋線維間に存在する〕の消費が速いようである[8]。現在では，このメカニズムにより，筋グリコーゲンと筋疲労の関係が説明できるようである[8]。

1.2.1　運動前のグリコーゲンの蓄積：グリコーゲン・ローディング

　運動前に肝臓および筋肉にグリコーゲンを多量に蓄積しておけば，持久力に有利であると考えられる。筋肉のグリコーゲン量は，いったんグリコーゲンを消費した後，糖質を含まない食事を摂取するとその合成が抑制され，その後，高糖質食に切り替えると合成が一気に促進され超回復することが明らかにされている（図 2-5 手順 3）。これがグリコーゲン・ローディング（またはカーボ・ローディング）の原理である[9]。

　マラソン選手のグリコーゲン・ローディング法がその典型である。すなわち，マラソンの試合の約 1 週間前に各種の運動を組み合わせて行い，筋肉と肝臓のグリコーゲン量をできるだけ減少させる。

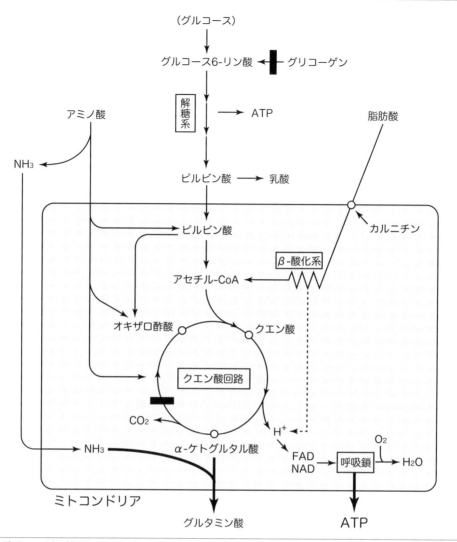

図2-4　グリコーゲン枯渇によるエネルギー代謝の阻害
黒いバー（■■■）がグリコーゲン枯渇によるオキザロ酢酸供給の阻害部位を示す。

　その後3日間，糖質を含まない高脂肪・高タンパク質食を摂取し，その期間のグリコーゲン合成を抑制する。それに次ぐ3日間の食事を高糖質食に切り替えてグリコーゲン合成を高め，グリコーゲンを備蓄する。この方法により，グリコーゲン量は処方前の1.5～2倍に増加するといわれている[10]。

　このグリコーゲン・ローディング法は，比較的過激な方法である。なぜならば，グリコーゲンを枯渇した後に糖質を含まない食事をとることは，アスリートにとって負担が大きいからである。そのため現在では一般的に使用されていない。現在では，**試合の数日前より糖質の摂取量を多くし，その間の運動量を減少する方法**がとられている。この方法により，グリコーゲン・ローディングが達成できることが明らかにされている[11]。

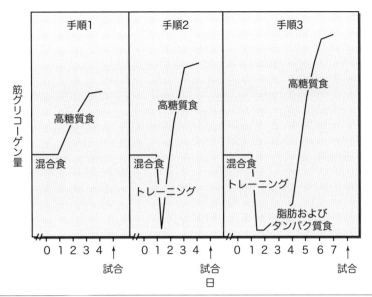

図 2-5　グリコーゲン・ローディング法
（文献 9 より引用）

運動による筋グリコーゲンの消費

　筋肉は体内で最も多くグリコーゲンを貯えている組織であるが，このグリコーゲンは運動により速やかに消費される。最大酸素摂取量の 80％に相当する強度の運動を負荷すると，およそ 1 時間ほどで筋グリコーゲンは枯渇する[2, 13]（図コラム 2-2）。もちろん，このグリコーゲンが消費される速度は，運動強度に依存している。

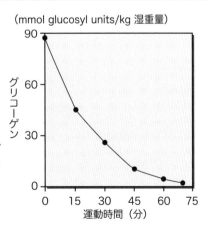

図コラム 2-2　運動中の筋グリコーゲンの減少
被験者に最大酸素摂取量の 80％に相当するサイクリング運動を，15 分継続して 15 分休憩する形式を繰り返して負荷した。疲労困憊した状態では，グリコーゲンはほとんど枯渇していた。
（文献 13 より引用）

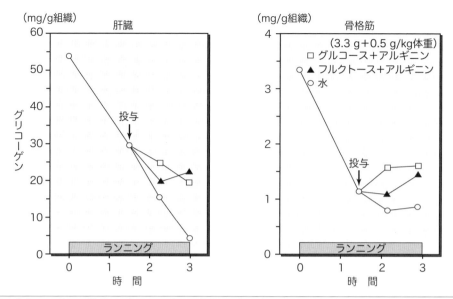

図 2-6　運動中の肝臓と骨格筋のグリコーゲン回復に及ぼすグルコースもしくはフルクトース投与の影響
（文献 12 より引用）

1.2.2　運動中のグリコーゲン補給

　持久運動時には，肝臓と筋肉のグリコーゲンが徐々に減少する。運動中に糖を摂取してグリコーゲン減少を抑制すれば，持久力をより長く維持できると考えられる。これをテストするため，運動中のラットにグルコースもしくはフルクトースを投与して，その後の肝臓と筋肉のグリコーゲンを定量した研究 [12] がある。

　その結果によると，どちらの糖でも肝臓と筋肉のグリコーゲン減少を同程度に抑制した（図 2-6）。しかしながら，運動中の脂肪酸代謝に及ぼす影響は 2 つの糖質で異なることが明らかになった（図 2-7）。すなわち，グルコースは脂肪組織における脂肪酸放出を低下させ，血中遊離脂肪酸濃度を低下させた。

　一方，フルクトースには脂質代謝に対するそのような作用はなかった（図 2-7）。脂肪酸は，グリコーゲンと同様に持久運動中の重要なエネルギー源である。運動中に脂肪酸を有効に利用できれば，グリコーゲンの節約にもなるので,脂肪酸からのエネルギー代謝を低下させるべきではない。したがって，**運動中に投与する糖質として，グリコーゲン合成の直接の基質であるグルコースよりも，フルクトースなどの脂肪酸代謝を抑制しない糖質が好ましい**と考えられる。

　運動中に摂取する糖質のヒトにおける研究では，デキストリンが比較的多く用いられる。デキストリンは，デンプンを部分分解して低分子化した化合物であるが，消化されてから吸収されるために，グルコースのように急激な血糖上昇を起こさない。さらに，グルコースと同じ重量のデキストリンを水に溶かした場合には，デキストリンの分子数はグルコースより少ないため，溶液の浸透圧がかなり低くなる特徴がある。よって，浸透圧による腸管での吸収抑制が少ない。実際に，グルコース溶液では 8％の濃度で明らかな水分吸収の抑制が起こるが，同濃度のデキストリン溶液ではそれが認められ

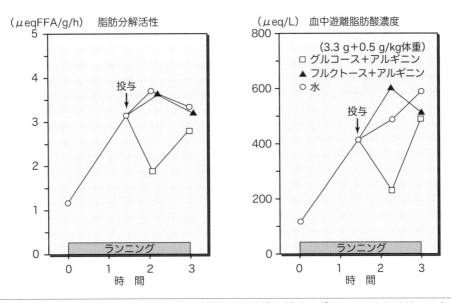

図 2-7　運動中の脂肪組織の脂肪分解活性と血中遊離脂肪酸濃度に対するグルコースもしくはフルクトース投与の影響
（文献 12 より引用）

ない [14]。これらの理由より，運動中に摂取する糖質としてはグルコースよりもデキストリンのほうが優れた糖質源であろう。

　持久的な運動競技の場合にも，最後の 5 〜 10 分はラストスパートをする場合が多く，このラストスパートを想定して，運動中のグルコースとフルクトース摂取の影響をヒトで比較した研究が報告されている [15]。この研究では，最大酸素摂取量の約 60％に相当する強度の運動を，5 分のインターバルを置いて 50 分を 2 回（合計で 100 分）被験者に負荷し，さらにその 5 分後に被験者の最大努力の運動を 10 分負荷した。その結果，運動中にグルコースを摂取した場合には，運動前半と中盤の主観的運動強度（被験者が感じる運動の強さの度合）は高く出たにもかかわらず，ラストスパートの運動量（仕事量）はフルクトースを摂取した場合より高かった。これらの結果より，運動の中盤までは

コラム 2-3

肝臓と筋肉のグリコーゲンの役割の違い

　肝臓において，グリコーゲンの分解により生成されるグルコース 6-リン酸（図 2-3）は，グルコース 6-ホスファターゼの作用によりグルコースとなり，血中に放出されて血糖となる。すなわち，肝臓のグリコーゲンは血糖の供給源として重要な役割を果たしている。一方，筋肉では，肝臓と同様のグリコーゲン分解の機構によりグリコーゲンからグルコース 6-リン酸が生成されるが，筋肉ではグルコース 6-ホスファターゼが発現していないので，グルコース 6-リン酸からグルコースを生成することができない。したがって，グルコース 6-リン酸は筋細胞内の解糖系により分解され，エネルギー源として消費される。このように，肝臓と筋肉ではグリコーゲンの役割に大きな違いがある。

フルクトースをとり，ラストスパートの前にはグルコースをとったほうが有利である可能性が考えられる。

　これまでに述べた運動中に摂取する糖質についてまとめると，**運動前半から中盤にかけてはフルクトース溶液（6%濃度以下[14]），運動後半ではデキストリン溶液（8%濃度以下）がすすめられる**だろう。グルコースは，デキストリンとして摂取したほうが水分の吸収を阻害しない利点がある。いずれにしても，個人差があるので，普段の練習の時に試行錯誤して，**個人のスペシャルドリンクを調製し**ておくとよいであろう。

　上述した運動中の糖の摂取の影響は，主に1回の運動中の糖摂取の影響についてである。一方，運動（70%疲労困憊）を繰り返すトレーニング効果に対する運動中のグルコース（6%溶液）摂取の影響についての報告[16]があり，トレーニングによるエネルギー代謝，筋ミトコンドリア酵素，および筋グリコーゲン量の適応現象に対するグルコース摂取の影響は認められていない。よって，トレー

コラム 2-4

運動中の血糖低下はスタミナを低下させる

　血糖は脳の主要なエネルギーであるため，運動中に血糖が低下しすぎると，疲労困憊に達する時間が早くなる（図コラム2-4）[17]。すなわち，スタミナが低下する結果となる。したがって，血糖低下を防止するために，運動中に果糖やデキストリンを摂取することがすすめられる。

　また，かなりの空腹時では，肝臓のグリコーゲンがすでに低下しているため，その状態で運動を開始するとさらに血糖を低下させる結果となる。このような場合には，運動前にデンプンやデキストリンもしくは果糖をとることによって，血糖の低下を防止する必要があるだろう。一般的には，運動トレーニングを夕方にする場合が多いが，運動開始前の空腹には要注意である。しかし，コラム2-1で述べたように，運動開始する時に高血糖になっていることもスタミナ減少につながる可能性があるので，血糖を急激に上昇させるグルコースや砂糖の摂取はすすめられない。具体的には，バナナやサプリメントなどにより適量の（多すぎない）デンプンかデキストリンをとることがすすめられる。

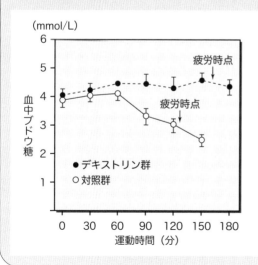

図コラム 2-4　運動中のデキストリン投与による疲労発生の遅延
よくトレーニングされた被験者に自転車エルゴメータによる運動を負荷し，デキストリン群にはデキストリン（ポリコース）を，運動開始20分の時点で1.0 g/kg体重，60分，90分および120分の時点で0.25 g/kg体重投与した。その結果，非投与の対照群よりも，デキストリン群で疲労の発生が約30分も遅延した。
（文献17より引用）

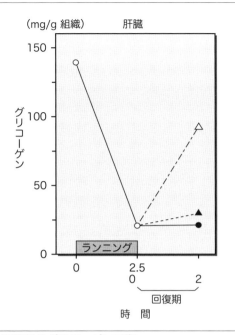
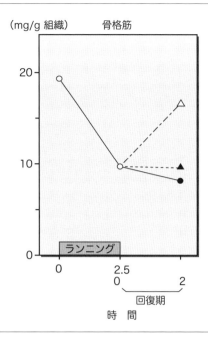

図 2-8　運動後のグリコーゲン回復
運動終了後，ラットにグルコース（▲），クエン酸（●），もしくはグルコース＋クエン酸（△）を経口投与した。
（文献 19 より引用）

ニング期では，運動中に摂取する糖の影響はさほど大きくない可能性が考えられる。いずれにせよ，先に述べたように個人差があるので，運動中の糖摂取には個人に合った処方を考える必要があろう。

1.2.3　運動後のグリコーゲン回復

運動終了後，肝臓と筋肉のグリコーゲンを速やかに回復することは，疲労からの早期回復に重要で

コラム 2-5

レモン

　一般的に，レモンからは健康によさそうなイメージを受けるが，実際にレモンには種々の生理機能をもつ成分が含まれている。

　レモンの酸味のもととなっている成分がクエン酸である。クエン酸は，レモン果汁に約 6 ％含まれているので果汁の主成分である。したがって，クエン酸を入手するには，レモンが身近な供給源である。

　ビタミン C は，抗酸化の機能をもつ水溶性ビタミンであるが，レモン 100 g に 90 mg，レモン果汁 100 g では 45 mg 含まれている。

　その他にも，エリオシトリンなどの抗酸化機能をもつ成分が含まれており，エリオシトリンはレモン 100 g 中に約 200 mg，果汁 100 g に約 20 mg 含まれている [22]。このエリオシトリンは，ビタミン E と同等の抗酸化力をもつことが明らかにされており，レモンが強い抗酸化機能をもつ食品であることがわかるだろう。

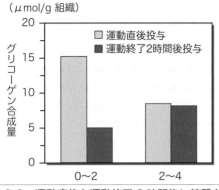

（μmol/g 組織）

図 2-9　運動直後と運動終了 2 時間後に糖質を投与した時の筋グリコーゲン合成量の違い
運動直後もしくは運動終了 2 時間後に糖質を投与した。0 ～ 2：運動直後から 2 時間後までのグリコーゲン合成量，2 ～ 4：運動終了 2 時間後から 4 時間後までのグリコーゲン合成量。
（文献 20 より引用）

あり，また次の運動（試合）を控えている場合にはそれに備えるためにも重要である。この場合，運動は終了しているので脂肪のエネルギー代謝を考慮する必要はなく，グリコーゲン合成の直接の基質であるグルコースを糖質源とすればよい。もし，グルコースの代わりにフルクトースを摂取すると，肝臓と骨格筋のグリコーゲン合成は抑制される可能性があるので，運動後の糖質としてはフルクトース単独の摂取は避けるべきである [18]。

　持久運動により肝臓と筋肉のグリコーゲンが減少したラットに，グルコースだけを投与した場合と**グルコース＋クエン酸**を投与した場合のグリコーゲン回復率を比較した研究 [19] がある。その結果によれば，グルコースだけを投与するよりも，クエン酸を同時投与したほうがグリコーゲンの回復がかなり速いことが明らかとなった（図 2-8）。

クエン酸のこの作用のメカニズムとして，クエン酸は解糖系のホスホフルクトキナーゼを阻害する作用があり，それによりグルコースの分解が抑制され，投与したグルコースがグリコーゲン合成に効率よく利用されるためと考えられる。

　運動後にグリコーゲンを早期に回復するためには，摂取する栄養素の成分ばかりでなく，**糖質を摂**

コラム 2-6

運動持久力における糖新生の重要性

　安静時のみならず運動中でも，血糖値を安定に保つためにヒトおよび動物のグルコースを生成する機能（糖新生）が重要であることは古くから知られている。糖新生は，主に肝臓と腎臓（とくに肝臓）で行われ，糖新生の原料（基質）としては乳酸やアミノ酸（とくにアラニン）が利用される。運動トレーニングはこの糖新生の機能を上昇させる。通常のマウスでは骨格筋ではごくわずかしか発現していない糖新生系の中心的酵素の 1 つ（ホスホエノールピルビン酸カルボキシキナーゼ（phosphoenolpyruvate carboxykinase：PEPCK；肝臓で高発現する酵素））を骨格筋で過剰発現したマウス（通常のマウス肝臓の酵素活性の約 3 倍の発現）が作製され，その運動機能を調べた研究がある [23]。このマウスは骨格筋のミトコンドリアが増加しており太りにくく，酸素消費能も高く，走らせても血中乳酸が増加しにくい状態であった。驚くべきことに，通常のマウスは 20 m/分の速度で 0.2 km しか走れないところ，このマウスは 6 km も走れた。さらにこのマウスは 50 m/分でも走行可能であった。また，他の研究において，通常のラットでも骨格筋の PEPCK 活性が比較的高いと太りにくく，持久的運動能力も高いことが認められた [24]。これらの所見は，運動機能（とくに持久的運動能力）に対する糖新生の重要性を強く示唆している。

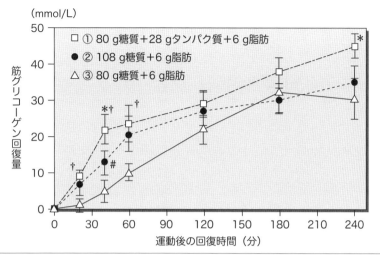

図 2-10　運動後の筋グリコーゲン回復に対する糖質とタンパク質の相乗効果
被験者（7 名）は 3 回の実験に参加し，それぞれ異なるサプリメントを運動終了後 10 分以内と 2 時間後の時点で摂取した。サプリメント中のタンパク質は，糖質だけよりも筋グリコーゲンの初期の回復を促進した。さらに，4 時間後のグリコーゲン量は，タンパク質を含むサプリメントである①の摂取が最も高かった。p < 0.05：＊① vs. ② & ③，† ① vs. ③，# ② vs. ③。
（文献 21 より引用）

取するタイミングも考慮しなければならない。このことは運動直後に糖質を摂取する条件と運動後 2 時間をおいて糖質を摂取する条件を比較したヒトにおける研究[20] で調べられた。その結果によると，運動直後に糖質を摂取したほうが筋グリコーゲンの合成量がかなり高かった（図 2-9）。

　さらに，**運動後の筋グリコーゲン回復に対するタンパク質と糖質を含むサプリメントの効果**が，ヒトにおいて検討され報告されている[21]。その研究では，7 名のトレーニングされた男性被験者（19 ～ 26 歳）が 3 回の実験に参加し，次のそれぞれ異なるサプリメントを運動後 10 分以内と 2 時間後の 2 回摂取し，筋グリコーゲン回復量を ^{13}C-NMR 法で測定した。3 種類のサプリメントの組成は，①80 g 糖質＋28 g タンパク質＋6 g 脂肪，②108 g 糖質＋6 g 脂肪，③80 g 糖質＋6 g 脂肪であった。その結果，サプリメント中のタンパク質は，回復期初期のグリコーゲンの回復を著しく促進し，さらに 4 時間後のグリコーゲン回復量も最も高かった（図 2-10）。したがって，運動後の糖質だけの摂取ではなく，糖質とタンパク質の摂取は，グリコーゲン回復を著しく促進し，さらに筋タンパク質合成を促進するので（第 1 章参照），運動後のサプリメントとしては最も適していると考えられる。

　以上の所見から，運動後のグリコーゲンの早期回復のためには，**運動直後にグルコースとクエン酸，もしくはグルコースとタンパク質を摂取することが効果的である**と結論できる。運動後のグルコース，クエン酸，タンパク質の 3 種類の同時摂取については検討されていない。**運動後に筋グリコーゲンと筋タンパク質の両者の合成を高める意味では，グルコースとタンパク質の摂取が優れている**といえるだろう。

2. スタミナと水分補給

2.1 パフォーマンスのための水分補給

　運動により発汗し，脱水を起こすと，体温の上昇などにより運動能力が低下することは明らかである（図2-11）。体重の2%の脱水により，パフォーマンスは有意に低下するとされている[27]。体重の2%の水分は，体重50kgの人であれば1Lの水分に相当するが，夏季などの発汗しやすい時期では，それ以上の脱水は容易に発生する。したがって，運動中の水分摂取により脱水を防がなければな

コラム 2-7

栄養摂取のタイミングに対する国際スポーツ栄養学会の見解[25]

　国際スポーツ栄養学会より，運動する健康なヒトが糖質，タンパク質，脂肪などを摂取するタイミングについての8項目の見解が公表されているので，それを以下に示す。

1) 最大のグリコーゲン貯蔵効果のためには，消化吸収の速い高糖質（high-glycemic, high-CHO）食（600～1,000g，または約8～10g CHO/kg体重/日）の摂取。また，タンパク質合成促進のためには，レジスタンス運動前の遊離アミノ酸とタンパク質（PRO）摂取，またはそれらとCHOを合わせて摂取する。

2) 運動中では，6～8% CHO溶液を用い30～60g/時のCHOを10～15分ごとに摂取。それにタンパク質（CHO：PRO比率は3～4：1）を添加すると持久運動中のグリコーゲン再合成を促進し，持久的パフォーマンスを増大する可能性あり。

3) レジスタンス運動中のCHOまたはCHO＋PRO摂取により，運動後の筋グリコーゲン量の増加，筋損傷の軽減，トレーニングへの適応が大いに促進される。

4) 運動後30分以内の高CHO（8～10g/kg/日）は筋グリコーゲンの再合成を刺激する。また，CHOにPRO（0.2～0.5g/kg/日，CHO：PRO比率は3～4：1）を添加するとさらに効果的である。

5) 運動後（直後～3時間後まで）のアミノ酸（とくに必須アミノ酸）摂取は，筋タンパク質合成を顕著に高める。また，CHOの添加はより効果的である可能性がある。ちなみに，運動前のCHO＋PROサプリメントはタンパク合成を最大にする可能性あり。

6) 一貫性のある長時間のレジスタンストレーニング中では，運動後のCHO＋PROサプリメントの摂取は筋力と体組成を改善する。

7) クレアチン（0.1g/kg/日）をCHO＋PROサプリメントに添加すると，レジスタントトレーニングへの適応を高める可能性あり。

8) 栄養摂取のタイミングは，すべての食物および栄養抽出物などのとり方も合わせて考える必要がある。上記のエネルギー摂取のタイミングと摂取する主要栄養素の比率は，激しいトレーニング後の精神的回復と筋タンパク質合成による組織修復を促進し，一般的に行われている方法よりも効果的なようである。

（注：文献25のURLで全文をみることができる。この詳細な内容については本文を参照していただきたい）

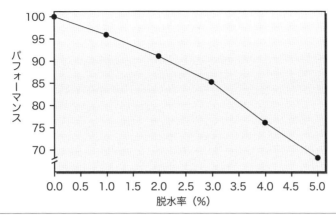

図 2-11　運動中の脱水が運動パフォーマンスに及ぼす影響
運動パフォーマンスは，パワー出力もしくは疲労困憊までの仕事量で測定した。
（文献 27 より引用）

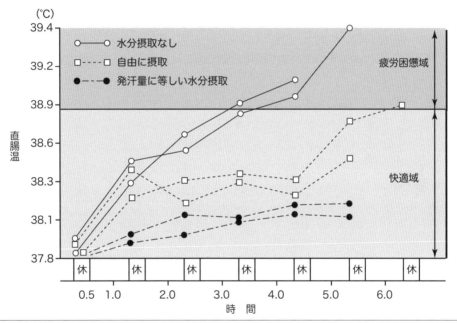

図 2-12　高温下での歩行運動に及ぼす水分摂取の効果
被験者は 37.8℃の環境温度において，時速 5.6 km の歩行 50 分と 10 分の休憩を繰り返して行った。
（文献 28 より引用）

らない。

　運動中の水分補給のタイミングは，スタミナとの関係でかなり重要である。高温下での歩行運動中に，①発汗量に等しい水分量を小まめに摂取する，②喉の渇きに応じて自由に水分を摂取する，もしくは，③水分を摂取しない，の 3 つの条件で体温の上昇に及ぼす影響を検討した研究[28]では，体温の上昇を最も強く抑制したのは ① の条件であり，体温が最も早く上昇したのが③の条件である（図2-12）。これらの結果から，水分は発汗に応じて小まめに摂取することがスタミナの低下を防止する

表 2-3　汗，血液および筋肉の電解質濃度と浸透圧

	電解質 （mmol/L）				浸透圧 (mOsmol/L)
	Na⁺	Cl⁻	K⁺	Mg²⁺	
汗	40〜60	30〜50	4〜5	1.5〜5	80〜185
血液	140	101	4	1.5	302
筋肉	9	9	162	31	302

（文献 28 より引用）

と結論できる。さらに，喉の渇きに応じた水分摂取（②の条件）は，体温上昇の十分な抑制効果を得られないといえる。すなわち，喉が渇くまで水分を摂取しない場合には，手遅れになることが考えられる。

2.2　汗の組成

　発汗によって失われる体内の成分には，水分だけでなくミネラルも含まれる。汗中の主なミネラルの種類と濃度を，血液および筋肉中のそれらと比較して表 2-3 に示した。この表でわかるように，汗は血液の約 1/3 のナトリウムしか含んでおらず，かなり低張液である。したがって，比較的短時間（およそ 1 時間以内）の運動による発汗では水分の補給だけを考えればよく，ミネラルの補給は考慮する必要はないだろう。日本人は食事による塩分の摂取が多いので，そこで失ったミネラルは食

コラム 2-8

ケトン体（3-ヒドロキシ酪酸）は新しいスポーツサプリメント？

　ケトン体（主なケトン体は 3-ヒドロキシ酪酸とアセト酢酸）は，絶食などにより体内で脂肪酸酸化が促進された場合に肝臓においてアセチル-CoA から生成され，血流を介して肝臓以外の組織に送られてエネルギー源として利用される。すなわち，ケトン体は脂肪酸酸化の不完全燃焼産物のようなものである。

　運動時のエネルギー代謝に対するこのケトン体の影響については，これまで関心が薄かったが，よくトレーニングされた被験者を用いて，運動前と運動中に 3-ヒドロキシ酪酸のエステル (R-3-hydroxybutyl R-3-hydroxybutyrate ketone ester：KE) を摂取させた場合のエネルギー代謝とパフォーマンスに対する影響が試験され，Cell Metabolism に報告された[26]。この実験では，被験者に 537 mg/kg 体重の KE とデキストロース（糖）の混合物（40%KE）を飲料として，90 分の比較的高強度自転車運動の 10 分前と運動中に摂取させ，デキストロースのみの摂取と比較した。KE を摂取させると，運動中の血中ケトン体濃度の著しい上昇，乳酸と遊離脂肪酸濃度の上昇抑制が認められた。すなわち，運動中のグルコース酸化が明らかに抑制された。運動中の血糖濃度は，KE 摂取で低下気味であった。この時のパフォーマンス（走行距離）は，KE 摂取において約 2% のみであるが有意に増加した。これらの結果において，パフォーマンスの増加はわずかであったが，グルコースの代わりにケトン体が明らかに運動中のエネルギー源として寄与している点について興味深い。

表2-4　体内での水分吸収に関するまとめ

・飲料の体内利用は，主に胃の通過速度で決定される。低張液は通過速度が速い。

・腸管からの飲料の吸収は，主に（約70％）近位小腸で行われる。

・糖を含む飲料の吸収は，水の吸収のメカニズムとは異なるが，その吸収速度は水とほぼ同様である。

・水分吸収は，生理食塩水よりも糖を含む飲料で速い（ただし，2〜6％濃度のグルコース，砂糖，コーンシロップ，マルトデキストリンでは同等の水分吸収率であるが，8％グルコースでは明らかな吸収阻害がある）。

・水分もしくは糖の吸収にナトリウムの添加は必要ない（ただし，嗜好性を高めることとミネラル補給には重要）。

・飲料の浸透圧は，運動中の腸管における水分吸収に影響しない（ただし，胃の通過速度は上述のように低張液のほうが速い）。

・水分吸収は，70〜80％ $\dot{V}O_2$max までの運動により阻害されない（ただし，4％以上の体液の脱水や高環境温度により阻害される）。

（文献14より引用）

図2-13　水およびグルコース（6％もしくは10％）溶液の胃からの消失

グラフは胃からの溶液の消失の様子を示す。最初に750 mLの溶液を胃内に投与し，次いで水は7分おきに180 mLを，グルコース溶液は10分おきに同量を投与した。

（文献14より引用）

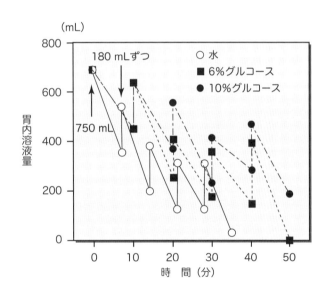

事により十分にまかなえると考えられる。

　一方，長時間の運動による大量の発汗の場合には，運動中にミネラルの補給も考えなければならない。一般的なスポーツドリンクには，ミネラルや糖分などが含まれるが，とくに糖分はスタミナに与える影響が大きいので，注意してスポーツドリンクを選択すべきである。

2.3　体内における水分の吸収

　水分の吸収についてのまとめを表2-4に示した。これらのなかでとくに注意すべき点を述べると，摂取した水分の体内利用は胃の通過速度で決定されるため，何も含まない水が最も速く利用される（図2-13）。しかし，腸における水分の吸収〔主に小腸の上部（近位小腸）で行われる〕は，飲料の浸透圧ではほとんど影響されないようである。スポーツドリンクには糖分を添加する場合が多いが，6％

以下の糖濃度であれば，胃の通過時間は若干遅くなるが，腸での吸収には影響はないので，糖分と水分を同時に体内に取り込むことができる利点がある。よって運動中の飲料としては適している。したがって，長時間の運動の場合には，低張液で糖分が6%以下の飲料がすすめられる。

2.4　スポーツドリンク

　運動時に摂取される飲料のことを，一般的にスポーツドリンクと呼んでいるようであるが，スポーツドリンクとしての明確な定義はこれまでにない。したがって，スポーツドリンクとは単にイメージ的につくられたもののようである。しかし，上述のように運動中に補ったほうがよい成分として，水分，糖分，およびミネラルがあるので，これらを吸収しやすい濃度で含む飲料はスポーツドリンクと呼んでもかまわないだろう。また，自家製のスポーツドリンク（スペシャルドリンク）を調製することも可能であろう。

　現在，スポーツドリンク（もしくはその類い）として市販されている清涼飲料はかなり多くあるが，その一部を表2-5に示した。それらに含まれる成分は多種多様であるので，とくにスタミナに影響

コラム 2-9

市販の清涼飲料によるカロリー摂取に要注意

　暑い季節には水分を摂取することが体調の管理に重要であるが，このような場合，市販の清涼飲料が用いられることが多い。スポーツドリンクも含めた一般の清涼飲料にはさまざまな種類の糖がおおむね5〜10%程度の範囲で含まれているため（表コラム2-9および表2-5参照），この糖質によるカロリー摂取は無視できないエネルギー量である。一般的なご飯1膳（約150 g）の糖質量は約37 gであり，スポーツドリンク以外の市販飲料にはそれを上まわる糖質が含まれている場合が多い。食事の時にご飯を食べる量は調節しても，飲料に含まれる糖質に対する関心は薄いのが現実であろう。

　市販飲料のとり方でとくに注意が必要なのは，食事前にジュースやコーラなどを飲むことである。グルコース（ブドウ糖）やショ糖（砂糖）を摂取すると，その後30〜60分は血糖値が高い状態にあり，高血糖では食欲が低下する。したがって，食事で十分な栄養が摂取できなくなる可能性が考えられる。この状態が続けば，夏バテなどにより体調を崩す原因にもなりかねない。

　飲料摂取による血糖上昇を防ぐ方法としては，お茶や市販のダイエット飲料がすすめられる。ダイエット飲料では，一般的にアスパルテームなどの人工甘味料が用いられており，カロリーがほとんどないかかなり低い。さらに，グルコースは少ないか，もしくはほとんど含まれないので，血糖をほとんど上昇させない。血糖を上昇させない飲料は，飲みすぎなければ食事前に飲んでも食欲に影響しない。

表コラム 2-9　市販飲料の糖含有量		
	およその糖含有量（%）	実際の含有量
ジュース・コーラ類	10	50 g/500 mL
缶コーヒー*	10	19 g/190 mL
スポーツドリンク	5	25 g/500 mL

* 砂糖入りの一般的なコーヒー飲料を指すが，種類により糖含量はかなり異なる。

表 2-5　市販の主なスポーツ飲料および関連清涼飲料水

メーカー名	商品名	内容量	原材料名	栄養成分表示 （100 mL あたり）
大塚製薬 （株）	ポカリスエット	500 mL 他	砂糖，果糖ぶどう糖液糖，果汁，食塩 / 酸味料，香料，塩化 K，乳酸 Ca，調味料（アミノ酸），塩化 Mg，酸化防止剤（ビタミン C）	エネルギー 27 kcal タンパク質・脂質 0 g 炭水化物 6.7 g 食塩相当量 0.12 g カリウム 20 mg カルシウム 2 mg マグネシウム 0.6 mg
	アミノバリュー 4000 （機能性表示食品）	500 mL	果糖，砂糖，食塩/酸味料，ロイシン，イソロイシン，バリン，アルギニン，塩化 K，乳酸 Ca，香料，甘味料（スクラロース），炭酸 Mg	エネルギー 18 kcal タンパク質 1 g 脂質 0 g 炭水化物 3.6 g 食塩相当量 0.124 g カリウム 20 mg バリン 200 mg ロイシン 400 mg イソロイシン 200 mg クエン酸 450 mg
	エネルゲン	500 mL 他	果糖，果汁，食塩 / 酸味料，アルギニン，ビタミン C，香料，塩化 K，乳酸 Ca，塩化 Mg，酸味料（アミノ酸），β - カロテン，ビタミン E	エネルギー 24 kcal タンパク質 0 g 脂質 0 g 炭水化物 5.5 g 食塩相当量 0.12 g カリウム 20 mg カルシウム 2 mg マグネシウム 0.6 mg ビタミン C 100 mg ビタミン E 0.2 mg β - カロテン 0.6 mg アルギニン 200 mg クエン酸 380 mg

（原材料名および栄養成分表示はメーカーホームページより引用）（2022 年 10 月 4 日確認）

を及ぼす糖質に注意して，飲料を選択すべきである。

3. ビタミン

　運動によりエネルギー代謝が活発な時には，エネルギー産生に必須のビタミン B 群がとくに重要である。ビタミン B 群には 8 種類のビタミンが含まれるが，主に酵素の働きを助ける役目をする補酵素として機能している。

　ビタミン B 群のなかでも，エネルギー代謝を円滑に行うために不足しないように注意したほうが

	表 2-5　市販の主なスポーツ飲料および関連清涼飲料水（続き）			
メーカー名	商品名	内容量	原材料名	栄養成分表示 （100 mL あたり）
日本 コカコーラ （株）	アクエリアス	500 mL 他	糖類（ぶどう糖，果糖），食塩 / クエン酸，塩化 K，クエン酸 Na, 香料，甘味料（スクラロース）	エネルギー 19 kcal 脂質 0 g 食塩相当量 0.1 g 炭水化物 4.7g タンパク質 0 g マグネシウム 1.2 mg カリウム 8 mg イソロイシン 1 mg バリン 1 mg ロイシン 0.5 mg
	アクエリアス クリアウォーター	500 mL 他	糖類（果糖，砂糖），グレープフ ルーツ果汁，食塩/酸味料，香料, 酸化防止剤（ビタミン C）	エネルギー 16 kcal タンパク質 0 g 脂質 0 g 炭水化物 4.0 g 食塩相当量 0.1 g
キリン （株）	アミノバイタル GOLD 2000 ドリンク	555 mL	砂糖，食塩 / クエン酸，ロイシン, 香料，クエン酸Ｎａ，リシン，バ リン，イソロイシン，トレオニ ン，リン酸K，フェニルアラニン, 乳酸Ca，メチオニン，塩化 Mg, 甘味料（アスパルテーム・L－フェ ニルアラニン化合物，スクラロー ス），ヒスチジン，塩化K，トリ プトファン	エネルギー 13 kcal タンパク質 0.37 g 脂質 0 g 食塩相当量 0.1 g アミノ酸 0.37 g ロイシン 150 mg イソロイシン 38 mg バリン 40 mg 他アミノ酸 142 mg リン 6 mg カリウム 11 mg
（株）明治	ヴァームスマート フィットウォー ター	500 mL	食塩 / トレハロース，酸味料，フェ ニルアラニン，アラニン，アルギ ニン，香料，乳酸 Ca，甘味料（ア セスルファム K，スクラロース, アドバンテーム），塩化 K，塩化 Mg	エネルギー 0 kcal タンパク質 0.3 g 脂質 0 g 炭水化物 0.72 mg 食塩相当量 0.1 g カリウム 12 mg カルシウム 4.6 mg マグネシウム 1.2 mg アラニン 75 mg アルギニン 75 mg フェニルアラニン 150 mg

（原材料名および栄養成分表示はメーカーホームページより引用）（2022 年 10 月 4 日確認）

よいビタミンとして，とくにビタミンB_1，B_2，B_6 があげられるだろう。他の B 群のビタミンは，通常の食事により不足する心配はないようである。

　ビタミンB_1 とB_2 は，グルコースと脂肪酸の分解に必須のビタミンであり，とくにB_1 はグルコースの分解において必要量が高い。ビタミンB_6 はアミノ酸の分解に必須である。したがって，これら 3 大栄養素がエネルギー源として多く利用される運動では，ある程度これらのビタミンを過剰に摂取しておくことがすすめられる。これらのビタミンは水溶性であるため，過剰に摂取しても尿中に排泄される。したがって，過剰摂取による問題はまずないが，逆に不足しやすいといえる。これらのビタミンを多く摂取するためには，錠剤のビタミン剤を用いると簡便であり，摂取量も正確に把握できる。

　ただし，ビタミンの過剰摂取によるスタミナへの特別な効果は期待できない。ビタミンの不足は，エネルギー代謝の明らかな低下と運動機能の低下をまねくが，余分なビタミンはスタミナには作用しない。したがって，あくまでも不足を予防するための過剰な摂取がすすめられる。

参考文献

1. 上代淑人，清水孝雄 監訳：イラストレイテッド　ハーパー・生化学（原書 28 版），丸善，東京，pp. 135-143, 2011.
2. Saltin B, Gollnick PD : Fuel for muscular exercise : role for carbohydrate. In : Horton ES, Terjung RL, eds., Exercise, Nutrition, and Energy Metabolism, Macmillan, New York, pp. 45-71, 1988.
3. Koivisto VA, et al. : Glycogen depletion during prolonged exericse : influence of glucose, fructose, or placebo. J Appl Physiol, 58 : 731-737, 1985.
4. Foster C, et al. : Effects of preexercise feedings on endurance performance. Med Sci Sports, 11 : 1-5, 1979.
5. Bergstrom J, et al. : Diet, muscle glycogen and physical performance. Acta Physiol Scand, 71 : 140-150, 1967.
6. Sahlin K, et al. : Tricarboxylic acid cycle intermediates in human muscle during prolonged exercise. Am J Physiol, 259 : C834-C841, 1990.
7. Ørtenblad N, et al. : Role of glycogen availability in sarcoplasmic reticulum Ca^{2+} kinetics in

コラム 2-10

総合ビタミン剤摂取のすすめ

　ビタミン剤の摂取には，薬剤を摂取するという考えから拒否反応を示す人がいる。あくまでもいろいろな食品からビタミンを摂取しようというわけである。この考え方はきわめて正当な考え方である。

　ただし，ビタミンの必要量を不足なく正確に摂取するという観点からは，ビタミン剤による補給のほうが適切な場合が多い。ビタミン剤に含まれているビタミンも果物に含まれているビタミンもほぼ同じものであり，身体に及ぼす影響も同じである。さらに，市販のジュース類には，酸化による味の低下を防止するためにビタミン C が添加されているものが多く，食用油にも酸化防止のためにビタミン E が添加されている。

　ビタミン剤に対する拒否反応は，「ビタミンをとるには果物や野菜から」という情報が多く流されているためだと思われる。おそらく，この考え方は食糧が不足している時代のものをそのまま受け継いだものと思われる。現代では食物はあふれており，食べることを抑制するほうが難しい感さえある。無駄なカロリーをとらずにビタミンを摂取するためには，ビタミン剤は優れているといえるだろう。ヒトが必要な多くの種類のビタミンを満遍なく摂取するためには，総合ビタミン剤（マルチビタミン）などがすすめられる。

human skeletal muscle. J Physiol, 589 : 711-725, 2011.

8. Ørtenblad N, et al. : Muscle glycogen stores and fatigue. J Physiol, 591 : 4405-4413, 2013.

9. 杉本悦郎, 伏木　亨 編著：運動生理学, 光生館, 東京, pp. 115-123, 1995.

10. 鈴木正成：スポーツの栄養・食事学, 同文書院, 東京, pp. 104-137, 1986.

11. 伏木　亨 他編：栄養と運動, 杏林書院, 東京, pp. 70-71, 1999.

12. Saitoh S, Suzuki S : Nutritional design for repletion of liver and muscle glycogen during endurance exercise without inhibiting lipolysis. J Nutr Sci Vitaminol, 32 : 343-353, 1986.

13. Hultman E : Dietary intake prior to and during exercise. In : Horton ES, Terjung RL, eds., Exercise, Nutrition, and Energy Metabolism, Macmillan, New York, pp. 132-149, 1988.

14. Gisolfi CV : Gastric emptying and intestinal absorption of fluid during exercise. In : Nose H, Gisolfi CV, Imaizumi K, eds., Exercise, Nutrition, Environmental Stress, Vol. 1, Cooper Publishing Group, Traverse City, MI, pp. 203-219, 2001.

15. 寺田　新 他：フルクトース摂取が長時間運動終盤における高強度運動時のパフォーマンスに及ぼす影響. 体力科学, 48 : 343-352, 1999.

16. Akerstrom TC, et al. : Glucose ingestion during endurance training does not alter adaptation. J Appl Physiol, 106 : 1771-1779, 2009.

17. Coyle EF, et al. : Carbohydrate feeding during prolonged strenuous exercise can delay fatigue. J Appl Physiol, 55 : 230-235, 1983.

18. Rosset R, et al. : Postexercise repletion of muscle energy stores with fructose or glucose in mixed meals. Am J Clin Nutr, 105 : 609-617, 2017.

19. Saitoh S, et al. : Enhanced glycogen repletion in liver and skeletal muscle with citrate orally fed after exhaustive treadmill running and swimming. J Nutr Sci Vitaminol, 29 : 45-52, 1983.

20. Ivy JL, et al. : Muscle glycogen synthesis after exercise : effect of time of carbo-hydrate ingestion. J Appl Physiol, 64 : 1480-1485, 1988.

21. Ivy JL, et al. : Early postexercise muscle glycogen recovery is enhanced with a carbohydrate-protein supplement. J Appl Physiol, 93 : 1337-1344, 2002.

22. 三宅義明：レモン果実由来の抗酸化成分と応用開発. Food Style, 21(2) : 76-79, 1998.

23. Hakimi P, et al. : Overexpression of the cytosolic form of phosphoenolpyruvate carboxykinase (GTP) in skeletal muscle re-patterns energy metabolism in the mouse. J Biol Chem, 282 : 32844-32855, 2007.

24. Novak CM, et al. : Endurance capacity, not body size, determines physical activity levels: role of skeletal muscle PEPCK. PLoS One, 12 : e5869, 2009.

25. Kerksick C, et al. : International Society of Sports Nutrition position stand: Nutrition timing. 2008. URL : http://www.jissn.com/content/5/1/17.

26. Cox PJ, et al. : Nutritional ketosis alters fuel preference and thereby endurance performance in athletes. Cell Metab, 24 : 256-268, 2016.

27. Saltin B, Costill D : Fluid and electrolyte balance during prolonged exercise. In : Horton ES, Terjung RL, eds., Exercise, Nutrition, and Energy Metabolism, Macmillan, New York, pp. 150-158, 1988.

28. 青木純一郎：スポーツと水分補給. 最新医学, 43 : 2190-2194, 1988.

第3章

疲労の予防と回復のための栄養

　スポーツなどにより筋肉を激しく活動させた結果として筋肉がスムースに動かなくなったり，また精神的にやる気が出なくなることにより，作業効率（パフォーマンス）が低下することを一般的に疲労と呼ぶ。アスリートがトレーニングを実施した場合，その達成感が高ければそこで生じる疲労感は心地よいかもしれないが，一般的にはなるべく疲労を予防したり，早急に疲労から回復することが求められる。特に一般的にはできる限り疲労を残さないように努めるだろう。疲労はきわめて身近な生理現象であり，疲労に関する科学的な分析は進展してきているが，現状では，疲労を客観的指標により明確に表わすことは難しい。

1. 疲労の定義とメカニズム

　疲労は，痛み，発熱とともに生体の警告信号（生体アラーム）であり，過剰な活動からヒトを守るための生体反応である。日本疲労学会によれば，「**疲労とは過度の肉体的および精神的活動，または疾病によって生じた独特の不快感と休養の願望を伴う身体の活動能力の減退状態である**」と定義されている[1]。さらに疲労を「**疲労**」と「**疲労感**」に区別して用いることがあり，「**疲労**」は心身への過負荷により生じた活動能力の低下をいい，「**疲労感**」は疲労が存在することを自覚する感覚で，多くの場合，不快感と活動意欲の低下が認められる[1]。これと関連して，さまざまな疾病の際にみられる全身倦怠感，だるさ，脱力感は「疲労感」とほぼ同義に用いられる。

　以上のように，疲労はある程度漠然として捉えられているが，活動能力の低下を伴い心身を休息させるための脳からのシグナルであるといえる。最近の疲労研究により，その本態が徐々に明らかにされてきており，図3-1のような「疲労の発生機構とそれに対する生体反応」の概念図が描けるようになった[2,3]。すなわち，生体の過活動（運動性活動および神経活動）により大量の酸素が消費されると，主に細胞内のミトコンドリアにおいて大量の**活性酸素**が発生し，それにより体組織が障害を受ける。この時，障害を受けた組織からホルモン様の信号〔インターロイキン1（IL-1）などの炎症性

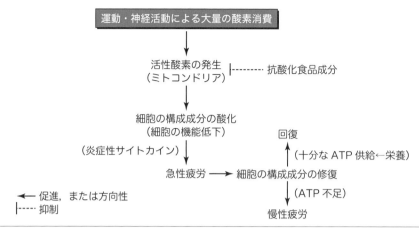

図 3-1　運動・神経活動による疲労の発生と生体の反応（概念図）
生体の過活動により大量の酸素が消費されると，大量の活性酸素が発生し，体組織が障害を受ける。この時，ホルモン様の信号（炎症性サイトカイン）が脳に伝達されることで，疲労に対する反応が脳で起こる。十分な栄養補給などで組織の障害を修復できれば疲労から回復できるが，エネルギー供給などが不十分な場合は慢性疲労になる。
（文献 2，3 より著者作成）

サイトカイン〕が脳に伝達され，脳で疲労に対する反応が起こるようである[2~4]。もし，十分な栄養補給などにより組織の障害を修復できれば疲労から回復できるが，エネルギーなどの供給が不十分で回復できない場合は病的な疲労（長期にわたり日常生活に支障をきたすような全身倦怠感を伴う**慢性疲労**）になることがあるとされている。

　このように，疲労については徐々に明らかになってきているが，依然として詳細なメカニズムについては不明な部分が多く，簡単に疲労を測定できるような状況にはない。

2.　疲労と乳酸：乳酸は疲労原因物質ではない

　激しい運動（筋収縮）は，筋肉を酸性化すると同時にグルコースの嫌気的代謝物である乳酸の蓄積を伴うことが古くから知られており，乳酸による酸性化が筋疲労の原因であると長く信じられてきた。すなわち，乳酸が疲労原因物質であるとする説である。この乳酸による筋肉の酸性化の説は，古く 1920 年代に乳酸アシドーシス（乳酸血症）という言葉が受け入れられたことにはじまっている[5]。実際に，運動による筋中の乳酸濃度の上昇は，筋中の pH 低下と見事に相関する（図 3-2）[5]。

　しかしながら，運動により筋肉が酸性化するのは乳酸の生成によるものではなく，ミトコンドリアで ATP が合成される以上に ATP が消費（分解）されることに起因するとされており（図 3-3A），乳酸の生成はその酸性化をむしろ弱めている（図 3-3B）[5]。さらに，活動する筋肉の酸性度が高まることは，筋肉の興奮性を維持するのに役立っていることも証明された[6]。したがって，**乳酸の生成が直接疲労を誘発しているのではなく，ましてや乳酸が疲労原因物質とはいえない**。

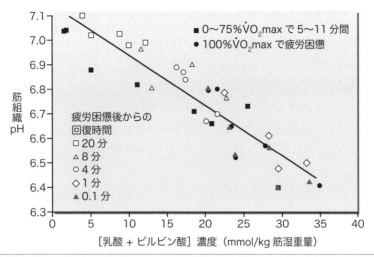

図 3-2　運動後の筋組織 pH と筋中［乳酸 + ピルビン酸］濃度の相関

筋組織内の乳酸とピルビン酸の存在比は圧倒的に乳酸のほうが高いので，筋組織 pH の変化は乳酸の濃度に依存する。

（文献 5 より改変引用）

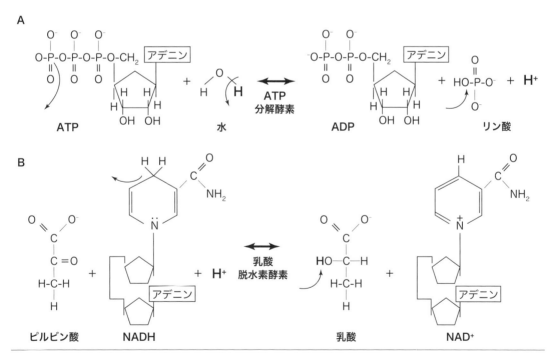

図 3-3　ATP 加水分解による酸性化の促進と乳酸生成による酸性化の抑制

矢印は反応前後で対応する基（グループ）を示す。太字の **H** は，反応前後で対応する **H** を示す。A：ATP 加水分解により水素イン（**H⁺**）が放出される。B：NADH の N の 2 電子と水素イオン（**H⁺**）は乳酸の生成に利用される。

（文献 5 より改変引用）

3. 疲労の抑制および回復促進のための栄養

3.1 抗酸化食品成分による疲労の抑制

図3-1に示したように，疲労の本態が活性酸素であるとすると，抗酸化食品の成分は疲労の予防および回復に効果があると考えられる。この考えは実際に証明され，食品中の抗酸化成分である**ビタミンC，ビタミンE，β-カロテン，イミダゾールペプチド（カルノシン，アンセリン）**などは，疲労の予防および回復に効果があることが判明した[2, 3]。これらの中でも，イミダゾールペプチドはとくに注目されており，ヒトにおける身体パフォーマンステストにおいて有意な抗疲労作用を示す結果が得られている[7]。

カルノシンとアンセリンは，動物の骨格筋に比較的多く含まれるが，とくにトリ胸肉のアンセリン含量が高いことが知られている[8]。これらのイミダゾールペプチドは2000年ころよりヒトの短時間の嫌気的運動パフォーマンスを向上する作用をもつことが認められていたが[7]，この作用メカニズムもイミダゾールペプチドの抗疲労効果と関係するものと推察される[9]。

3.2 運動による筋損傷の予防・回復

激しい運動により筋肉は損傷を受け，それにより炎症を起こし，筋肉痛を含む筋障害の原因になることがわかっている。運動後には筋タンパク質合成が亢進するので，その時点に合わせてタンパク質合成をさらに促進するためのタンパク質・アミノ酸を摂取することは筋肉の回復を促進することになる[10]。よって，それは疲労の軽減にもつながると考えられる。これらのタンパク質・アミノ酸の作用は，上記の抗酸化食品の作用とは異なるメカニズムで筋肉を回復するだろう。

筋タンパク質合成を強く促進するアミノ酸として**分岐鎖アミノ酸**（branched-chain amino acids : BCAA）の1つであるロイシンがよく知られている[10]。ロイシンは，筋細胞内の栄養センサーとして働く哺乳動物ラパマイシン標的タンパク質複合体キナーゼ1（mammalian target of rapamycin complex 1：mTORC1）シグナル経路を活性化して，タンパク質合成を促進する（コラム1-2を参照）。また，ロイシンは糖代謝調節ホルモンであるインスリンの分泌を刺激するので，その作用によってもmTORC1活性化を促進する（コラム1-2を参照）。さらに，ロイシンはmTORC1を介してタンパク質分解機構であるオートファジーを抑制することも明らかにされている。よって，ロイシンはタンパク質同化作用（筋肉づくり）の強いアミノ酸である。このロイシンを含むBCAAサプリメントについては，体づくりを熱望する多くのアスリートが注目している。筋肉づくりのためのタンパク質・アミノ酸のとり方については，第1章に詳述した。

3.3 運動パフォーマンスに影響する筋グリコーゲンの回復法

グリコーゲンは主に肝臓と骨格筋に多く蓄積されており，運動中の主要なエネルギー源になる。特に骨格筋のグリコーゲンは，筋持久力の決定因子であるとされおり，古くから試合当日に筋グリコーゲンをなるべく多く蓄積するための食事とトレーニング法が考案され，**グリコーゲン・ローディング（カーボ・ローディング）**として知られている。グリコーゲン・ローディングおよび運動後のグリコー

ゲン回復法については第2章を参照していただきたい。

4. 運動による中枢性疲労

　持続的な運動により中枢性の疲労が発生することが知られている。そのメカニズムについてはまだ十分に解明されていないが，以下に主な原因説を紹介する。

　まず，持久運動中に中枢性疲労を誘発する1つの原因として，脳における主要なエネルギー源である**血糖の低下**があげられる[11]。すなわち，運動により骨格筋におけるグルコースの利用が促進されるため，糖を補給しないで運動を持続すると徐々に血糖値が低下して，脳のエネルギー不足になる。運動中にはデキストリンなどの適切な糖の補給が重要である[12]。ただし，持久運動中に血糖を急激に上昇させるグルコースやショ糖を摂取すると，エネルギーとしての脂肪酸代謝（燃焼）を阻害することになり[13]，持久運動パフォーマンスを低下させる可能性があるので注意が必要である（第2章参照）。

　その他の運動による中枢性疲労発生のメカニズムとして，**トリプトファン – セロトニン仮説**が知られている。これは，脳内のセロトニン生成の増加が中枢性疲労の原因であるとするものである[14]。セロトニンは神経伝達物質としてさまざまな機能を担っているが，古くから睡眠関連物質として知られていたことより，この説が提唱された。脳内のセロトニンは，アミノ酸であるトリプトファンから合成され，脳へのトリプトファンの取り込みがセロトニン合成の律速となるようである。この説を支持する所見として，疲労困憊した動物の脳ではセロトニン濃度が上昇することや，ヒトにおいて脳へのトリプトファン輸送と競合するBCAAを運動中に摂取すると，主観的運動強度や心因性疲労の減少が認められた[15]ことがあげられる。その一方で，ヒトのうつ病では脳内のセロトニン減少がその主因と考えられており[14]，**脳内におけるセロトニン機能の多様性**がうかがわれる。さらに最近の脳科学研究において，**脳局所のセロトニン神経系の機能低下が疲労（とくに慢性疲労）と関連している**という所見が得られているので[3]，**トリプトファン – セロトニン仮説は懐疑的**である。また動物実験では，疲労した動物の脳内で細胞の増殖を制御するサイトカインであるTGF-β（transforming growth factor-β）の増加が認められており，中枢性疲労との関係が示唆されている[16]。いずれにしても，今後の研究によりさらに中枢性疲労に関する新たな知見が得られていくものと期待される。

　運動による中枢性疲労の予防・回復に効果的な栄養素として，先に述べたように，血糖を維持するための糖，およびBCAAの作用が認められている[15]。さらにBCAAは，運動により消費されるアミノ酸として代表的なものであり，脳における神経伝達物質のグルタミン酸合成にも使用されるため（グルタミン酸合成におけるα – ケトグルタル酸へのアミノ基の供給源）[17]，運動後のBCAA供給は筋肉のみならず脳にも効果的であると考えられる。しかし，それらの詳細なメカニズムについては今後の研究課題である。

　疲労については，そのメカニズムや予防・回復に効果的な栄養素についてある程度明らかになってきたが，まだ不明な部分が多い。現在までに明らかにされている所見に基づいて，適切な栄養素を効果的に摂取し，アスリートのみならず一般のスポーツ愛好者のコンディショニングのために，疲労の予防・回復を促進することはきわめて重要であろう。

参考文献

1. 日本疲労学会：抗疲労臨床評価ガイドライン（第5版）．2011．
   https://www.hirougakkai.com/guideline.pdf
2. 梶本修身：解明されてきた現代における「疲れ」の原因．ヘルシスト，39：2-7, 2015.
3. 渡辺恭良：疲労の科学・脳科学と抗疲労製品の開発．日本生物学的精神医学会誌，24：200-210, 2013.
4. 柳澤裕之 他：疲労の分子機構の解明による健康の維持と増進を目的とする医学研究拠点の形成．平成24年度〜平成28年度「私立大学戦略的研究基盤形成支援事業」研究成果報告書概要．2018．
   https://www.mext.go.jp/component/a_menu/education/detail/__icsFiles/afieldfile/2018/03/29/1402474_008.pdf
5. Robergs RA, et al. : Biochemistry of exercise-induced metabolic acidosis. Am J Physiol Regul Integr Comp Physiol. 287: R502-R516. 2004.
6. Pedersen TH, et al. : Intracellular acidosis enhances the excitability of working muscle. Science, 305 : 1144-1147, 2004.
7. 佐藤三佳子 他：トリ胸肉抽出物（CBExTM）長期摂取が骨格筋中カルノシン濃度と短時間高強度運動パフォーマンスに及ぼす影響．体力科学，52：255-264, 2003.
8. 常石英作：アンセリン，カルノシン．日本食品科学工学会誌，53：362-363, 2006.
9. Dolan E, et al. : Comparative physiology investigations support a role for histidine-containing dipeptides in intracellular acid-base regulation of skeletal muscle. Comp Biochem Physiol A Mol Integr Physiol, 234 : 77-86, 2019.
10. 藤田 聡：筋肉量の増加に向けた効果的なレジスタンス運動とたんぱく質摂取．Strength and Conditioning Journal, 27(10) : 11-15, 2020.
11. Welsh RS, et al. : Carbohydrates and physical/mental performance during intermittent exercise to fatigue. Med Sci Sports Exerc, 34 : 723-731, 2002.
12. Coyle EF, et al. : Carbohydrate feeding during prolonged strenuous exercise can delay fatigue. J Appl Physiol, 55 : 230-235, 1983.
13. Saitoh S, Suzuki S : Nutritional design for repletion of liver and muscle glycogen during endurance exercise without inhibiting lipolysis. J Nutr Sci Vitaminol, 32 : 343-353, 1986.
14. 渡辺恭良：疲労の分子メカニズムと疲労克服．日薬理誌．129：94-98, 2007.
15. Blomstrand E, et al. : Influence of ingesting a solution of branched-chain amino acids on perceived exertion during exercise. Acta Physiol Scand, 159 : 41-49, 1997.
16. 井上和生，伏木 亨：運動・栄養と中枢性疲労発生機構－TGF-βによる中枢性疲労発生と代謝調節．体力科学，55：279-286, 2006.
17. Yudkoff M : Interactions in the metabolism of glutamate and the branched-chain amino acids and ketoacids in the CNS. Neurochem Res, 42 : 10-18, 2017.

第4章

ダイエットのための栄養と運動

ある程度の食事制限か絶食をすれば，体脂肪の分解が促進され体重の減少を引き起こすことは事実である。しかし，アスリートや一般の人にとって安全で安定した減量が必要であり，減量後に身体機能の低下をもたらすことがないようにする必要がある。そのためには，減量に運動を取り入れる必要がある。もし，運動を取り入れずにダイエットした場合には，骨格筋量が減少し，体脂肪の減少率は低いことが知られている。さらに，食事制限中には基礎代謝が低下してエネルギーを節約するようになるため，徐々にダイエット効果が出にくくなる。したがって，食事制限や絶食だけでダイエットを行うことはけっして好ましい方法ではない。

エネルギー消費率は，食事のとり方の影響を受け，また運動により著しく上昇することは明らかである。さらに，運動は体脂肪の消費を促進することが明らかにされている。したがって，ダイエットには必ず運動を取り入れるべきである。以下に，脂肪組織の特徴，脂肪組織と関連して全身のエネルギー代謝を上昇させる食事法とダイエットにおける運動の効果について述べる。

1. 脂肪組織と体脂肪

ヒトの身体には体重の20%前後の脂肪が蓄積しており，身体で筋肉に次いで2番目に大きい組織である。この体脂肪量は人によってかなり異なり，体重の数パーセントのみしか脂肪を保持していない痩せの人（またはアスリートで体脂肪を極端に落とした人）から40%を超える超肥満の人までさまざまである。体脂肪を蓄積している脂肪組織は，その色から白色脂肪組織と呼ばれており，白色脂肪細胞からなる。この細胞は，体脂肪を蓄積する機能の他に，種々のホルモンを分泌して全身の代謝を調節していることも明らかにされつつある（コラム4-1参照）。

一方，量的にはわずかであるが褐色脂肪組織と呼ばれる褐色脂肪細胞からなる脂肪組織も存在し，エネルギー代謝の調節に関与している。また，白色脂肪細胞が褐色化（browning）したベージュ脂肪細胞（ブライト細胞とも呼ばれる）も存在することが明らかになった[1]。これは，白色脂肪細胞の

エネルギー代謝活性が上昇して褐色脂肪の性質をもつ細胞である[2]。

1.1 体脂肪を蓄積する白色脂肪組織

エネルギーの摂取量が消費量を上まわった場合，余剰のエネルギーは，ほとんど脂肪（正確には，3つの脂肪酸と1つのグリセロールが結合した中性脂肪）（基礎編第8章を参照）として身体に蓄えられる。それが，白色脂肪細胞が集合した**白色脂肪組織**である（図4-1）[5]。白色脂肪細胞の主な機能は，脂肪を細胞内に1つの脂肪滴（細胞内体積のかなりの部分を占める）として貯蔵することと，必要に応じて貯蔵脂肪を分解して，血液中に脂肪酸とグリセロールを放出することである。

白色脂肪細胞は他の一般的な細胞と異なり，脂肪を貯蔵することによりかなり肥大する。肥満していない日本人成人の白色脂肪細胞は直径70〜90 μmであり，いかに大型の脂肪細胞でも140 μm程度である[5]。一方，肥満したヒトの白色脂肪細胞ではその直径が1.3〜1.5倍にまで肥大するので，体積にすると2倍以上になる[1]。すなわち，動物はその脂肪細胞を肥大させることにより身体に多くの脂肪の蓄積を可能にしている。

一方，白色脂肪細胞の数も肥満と密接な関係にあると考えられており，肥満ではその脂肪細胞数が増加することが指摘されてきた。しかし，近年の研究において，ヒトの白色脂肪細胞数は子どもの頃から思春期までに決定され，成人では肥満にかかわらず一定であることが報告された[6]。すなわち，**肥満において白色脂肪細胞数は重要な決定要素であるが，成人ではすでにそれが固定されている**可能性が高い。

コラム 4-1

白色脂肪組織の機能

白色脂肪組織は，脂肪を蓄積することを主要な機能としているが，白色脂肪細胞から種々のホルモン様の物質（アディポサイトカイン）が分泌されていることも明らかになっている。その代表的な例がレプチンである。レプチンは，肥満遺伝子から発現するホルモンとして発見され，白色脂肪細胞から分泌されるエネルギー代謝の調節因子である。すなわち，レプチンは摂食を抑制し，体熱産生やグルコース消費を促進するなどの作用により，肥満防止や抑制の効果をもつことが明らかにされている[3]。しかしながら，ヒトでは体脂肪量と血中レプチン濃度は正相関しており，肥満者は高レプチン血症を呈する。すなわち，肥満者はレプチンに対する抵抗性を惹起するようである。レプチン抵抗性のメカニズムについては不明な部分が多い。

また，肥満者では一般的にインスリンの情報伝達が障害され，インスリン抵抗性を示すことが知られている。このインスリン抵抗性の誘発因子は，肥大した白色脂肪細胞から多量に分泌される悪玉アディポサイトカイン〔腫瘍壊死因子α（tumor necrosis factor α：TNF α），レジスチンなど〕や遊離脂肪酸である[4]。一方，白色脂肪細胞は善玉アディポサイトカイン（アディポネクチン）も分泌する。アディポネクチンは小型脂肪細胞に多く発現し，その血中濃度は肥満や内臓脂肪蓄積により低下することが知られている[4]。すなわち，白色脂肪細胞の肥大が，肥満症・メタボリックシンドロームの主要因である。

以上のように，白色脂肪組織は，単に過剰に摂取したエネルギーを脂肪として蓄積するだけの不活性な組織ではなく，全身のエネルギー代謝を調節する重要な組織であると現在では認識されている。

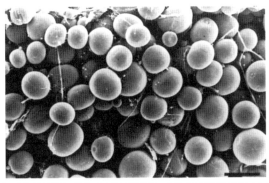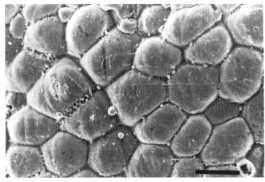

図 4-1　ヒトの皮下脂肪細胞

左：普通体重者（50 歳代男性），BMI 21。脂肪細胞の直径は主に 70 〜 90 μm で細胞間に余裕がある。右：肥満者（30 歳代女性），BMI 29。脂肪細胞の直径は 100 μm 以上で細胞間に余裕がない。バーはいずれも 100 μm。

（杉浦　甫 他：肥満についての，新しい細胞生物学的分類の提唱．肥満研究，8：125-130, 2002 より許可を得て転載）

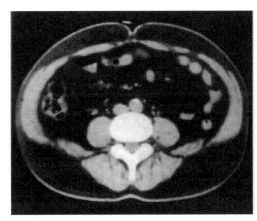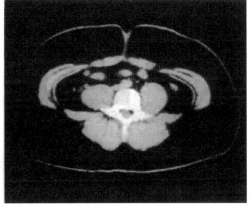

図 4-2　典型的な腹腔内脂肪型肥満者（左）と皮下脂肪型肥満者（右）の CT 腹部断面像

像の上の中心がへその部分である。白い部分が筋肉，骨，腸などの臓器であり，黒い部分が脂肪である。

（船橋　徹：肥満をどのように測定・判断するか．In: 日本肥満学会編集委員会 編，肥満・肥満症の指導マニュアル，第 2 版，医歯薬出版，東京，pp. 1-11, 2001 より許可を得て転載）

　身体の主な白色脂肪組織は，皮下と腹腔内に分布している。**腹腔内脂肪組織**として，腎周囲，大網，腸間膜，性腺付着脂肪組織がある。これらのなかで，大網と腸管膜に付着する脂肪をとくに**内臓脂肪**と呼ぶ。男性に比べて女性では，ホルモンの関係上，**皮下脂肪**量が多い。一方，男性の中年太りでは，腹部は出るが皮下脂肪の厚さは大きく変わらないというタイプが多く，これは，内臓脂肪量が増加した例である。体脂肪の分布と糖および脂質代謝の関係を調べた研究[7] によれば，皮下脂肪型肥満者よりも内臓脂肪型肥満者（図 4-2）[8] のほうが，血糖や血中脂質濃度が高く，生活習慣病のリスクが高い。現在では，内臓脂肪の蓄積はメタボリックシンドローム（内臓脂肪症候群）の主因とされている。

　日本におけるメタボリックシンドローム診断基準を表 4-1 に示した。

表 4-1　メタボリックシンドローム診断基準

腹　　囲 （へその周りのウエストサイズ） 男性：85 cm 以上 女性：90 cm 以上	＋	血清脂質 中性脂肪（トリグリセリド）値が 150 mg / dL 以上か，または HDL コレステロール値が 40 mg / dL 未満，またはその両方に当てはまる （あるいはこれらの薬物治療を受けている場合）
		血　　圧 収縮期血圧が 130 mmHg 以上か，拡張期血圧が 85 mmHg 以上，またはその両方に当てはまる （あるいはこれらの薬物治療を受けている場合）
		血　　糖 空腹時血糖値が 110 mg / dL 以上 （あるいはこれらの薬物治療を受けている場合）

メタボリックシンドロームは，腹囲の基準値に加えて，［血清脂質，血圧，血糖］の 3 項目のうち 2 つ以上が当てはまる場合に診断される。

メタボリックシンドローム予備群は，腹囲の基準値に加えて，［血清脂質，血圧，血糖］の 3 項目のうち 1 つ以上が当てはまる場合に該当する。

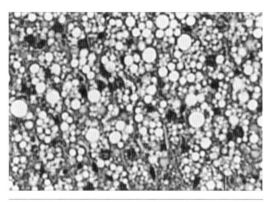

図 4-3　マウスの肩甲間の褐色脂肪組織
細胞内に小型の脂肪滴を多数含む。
（斉藤昌之：褐色脂肪組織とは．In: 斉藤昌之，大野秀樹編，ここまでわかった燃える褐色脂肪の不思議，ナップ，pp. 9-29, 2013 より許可を得て転載）

1.2　褐色脂肪細胞とベージュ脂肪細胞

　哺乳動物は，上述した白色脂肪細胞の他に小型の褐色脂肪細胞（直径 15 〜 20 μm）（図 4-3）[9]を有する。褐色脂肪細胞は，熱としてエネルギーを放散する機能をもつため，白色脂肪細胞とは反対の肥満と対抗する機能をもつ。ヒトでは，褐色脂肪組織を解剖学的・組織学的に検出するのは難しいが，PET–CT（positron emission tomography–computed tomography）検査により，脳や心臓の他に鎖骨上部および胸椎周囲の脂肪組織に褐色脂肪活性が認められた[10]。この脂肪細胞は，成人のヒトおよびげっ歯類において，低温などの環境要因によって誘導される褐色脂肪「様」細胞であり，ベージュ脂肪細胞（ブライト細胞）と名付けられた[1]。この 2 つの細胞の発生における起源は異なり，褐色脂肪細胞は筋細胞と同じ起源であり，白色脂肪細胞は脂肪前駆細胞に由来する。しかしながら，褐色脂肪細胞とベージュ脂肪細胞は，生化学的および形態的に以下の類似した特徴をもつ[2]。

1) 褐色脂肪細胞のミトコンドリアで最初に発見された脱共役タンパク質（uncoupling protein 1: UCP1）を発現する。UCP1 は，ミトコンドリア呼吸鎖と酸化的リン酸化（ATP 合成系：第 9 章参照）を脱共役させ，エネルギーを熱として放散する。

2) ミトコンドリアを多数含む。

3) 小型の脂肪滴を多数含み，脂肪分解が促進されやすくなっている。

前述のように，ヒトは低温に長期間さらされると，神経系の刺激を介してベージュ脂肪細胞が誘導される。ヒトの褐色脂肪組織はベージュ脂肪細胞が主と報告されている[10]。興味深いことに，寒冷刺激がなくなると，ベージュ脂肪細胞は褐色脂肪様の性質を失うことも明らかにされている[2]。この機構は，ベージュ脂肪細胞中のミトコンドリアがオートファジー（autophagy）〔ミトコンドリア特有のオートファジー：マイトファジー（mitophagy）〕により減少し，白色脂肪細胞の性質をもつようになるためと説明されている。

2. 太る体質

少食であるにもかかわらず太りやすい人と，大食漢であるのに太らない人がいる。この体質の違いは，褐色脂肪組織の活性と関係していることが明らかにされ，その活性の高いヒトは太りにくく，低いヒトは太りやすいことがわかっている[10]。エネルギー代謝の指標となる酸素摂取量を食後に測定すると，太りやすい人および太っている人では，大食漢で痩せている人に比べて酸素摂取量が小さいことが明らかにされている。

食後に体温が上昇して熱としてエネルギーが消費される現象を，**食事誘発性体熱産生（diet-induced thermogenesis：DIT）** という。DIT は，食事を見る，臭いをかぐ，味わうことなどにより神経が興奮して起こるエネルギー代謝の上昇と，食事の消化吸収により高まるエネルギー代謝の2つの成分から成り立っているが（図4-4）[11]，この発熱の神経興奮による部分は主に褐色脂肪組織の活性化によるものと考えられる[8]。DIT は，食事量が多い時には高く，逆に少ない時には低いので，これは一種の過剰エネルギーの消費促進作用と考えられる。すなわち，**DIT が低い人は太りやすい体質**といえる。ちなみに，正常なヒトの安静状態で消費される DIT 量は，摂食量のカロリーの約 10%と算出されている[11]。

遺伝的に肥満するマウスやラットが，肥満を研究するための実験動物として用いられている[13]。これらの動物は，過食するためだけの理由により肥満するのではなく，正常な動物が摂取する量の餌しか与えられなくても肥満する。正常な動物を 4℃のような低温環境で飼育すると，最初は震えによって体温を保ち，次いでその環境に適応した時には震えを起こすことなく摂食量を増加して体温を維持して生存していく。一方，遺伝的に肥満する動物では，この低温環境に適応することができず数時間

コラム 4-2

妊婦の DIT は低下する

女性が妊娠した状態では，DIT が低下して食後のエネルギー損失が小さいことが明らかにされている[12]。おそらく，胎児の成長を促進するためにエネルギーが保存されているのであろう。さらに，妊娠中は一般的に食欲も高まるようである。このような状態で，食欲に任せて摂食すると太ることはまちがいない。お腹に赤ちゃんがいるからといって，食べ過ぎは厳禁である。妊娠中に肥満した場合には，出産後も回復しない例が多く見受けられるので，注意する必要がある。

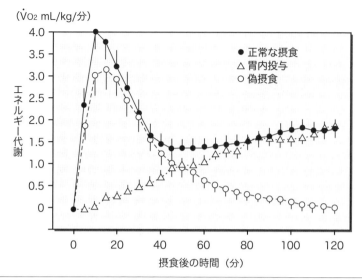

図 4-4　食事誘発性体熱産生（DIT）
イヌの食道を手術して口から食べたものを食道から外に排出できる（偽摂食），および口を介さず胃に直接食物を入れる（胃内投与）ことができるようにして行われた実験である。偽摂食では，神経的な興奮によるエネルギー代謝の上昇があり，胃内投与では消化吸収によるエネルギー代謝の上昇がみられる。正常な摂食によるエネルギー代謝の上昇は，摂食行為に伴う神経的な興奮による上昇と，消化吸収による上昇の2つの成分からなることがわかる。
（文献11より引用）

で死亡してしまう。すなわち，遺伝的に肥満する動物は体熱産生に障害があり，そのために低温環境には適応できない。これらの事実より，体熱産生がいかに肥満と関係するかがわかるであろう。ヒトの場合でも，体熱産生の大小が肥満の発生と深くかかわっているようである[10]。

3. 太りにくい食べ方

　DIT を高める食べ方は，エネルギー消費を大きくするため太りにくい食事法であると考えられる。その食べ方には次のような方法がある。

コラム 4-3

飽和脂肪と不飽和脂肪

　脂肪の不飽和度は，脂肪を構成する脂肪酸の炭化水素鎖のなかにいくつ不飽和結合（二重結合）をもつかにより決まる。不飽和結合をもたない脂肪酸は飽和脂肪酸であり，1つ不飽和をもつ脂肪酸を1価(モノ)不飽和脂肪酸，2つ以上不飽和をもつ脂肪酸を多価（ポリ）不飽和脂肪酸と呼ぶ。不飽和脂肪は，1価不飽和脂肪酸と多価不飽和脂肪酸を成分とする中性脂肪である。不飽和脂肪の例として，食用油のリノール油（紅花油）などがあげられるが，リノール油は多価不飽和脂肪酸のリノール酸を成分として約80％含む。

3.1　低脂肪食をとる

　3大栄養素（タンパク質，炭水化物，脂肪）のなかで，DIT が最も小さいのが脂肪である（図 4-5）[14]。摂取エネルギーに対する DIT は，脂肪で 7 %，炭水化物で 10 %，タンパク質で 30 %と見積もられている [14]。また，過剰に摂取したタンパク質と炭水化物は，脂肪に変換されてから体脂肪として蓄積されるので，その過程で 20 %程度のエネルギー損失を伴うが，過剰に摂取した脂肪は大きな変化を受けることなく蓄積されるので，そのエネルギー損失はかなり小さい。さらに，それぞれの栄養素のもつエネルギー価は，タンパク質と炭水化物が 1 g あたり 4 kcal であるのに対して，脂肪は 9 kcal であり，水分も含まないので，非常に高エネルギーな栄養素である。したがって，**脂肪含量の高い食事は太る原因になる。**

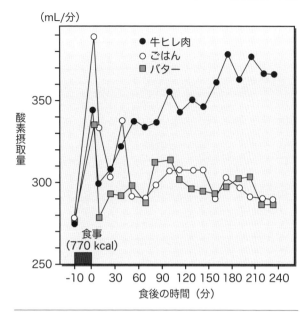

図 4-5　タンパク食品（牛ヒレ肉），糖質食品（ごはん），脂肪食品（バター）を摂取した後のエネルギー代謝の上昇
（文献 14 より引用）

　欧米の食事は，一般に高脂肪食（カロリーにして約 45 %が脂肪，日本食では約 26 %が脂肪）であり，このことがとくにアメリカ人に肥満者が多いことと強く関係していると考えられている。驚くべきことに，最近のデータでは，アメリカ成人の 73 %以上が体重過多または肥満であるといわれている。

　脂肪のなかでも，飽和脂肪を多く含む動物性脂肪と不飽和脂肪を多く含む植物性脂肪では，生体に及ぼす影響が異なり，植物性脂肪のほうが体内で利用されやすく，太りにくいことがわかっている [15]。ちなみに，欧米の食事は動物性脂肪を多く含む。

3.2　温かい食事をとる

　冷たい食事をとるよりも，温かい食事をとるほうが体温が上昇する。この現象は，冬には温かい食事をとると体が温まることを想像すれば容易に納得できるだろう。

コラム 4-4

体を温める栄養素

　体を温めない栄養素が脂肪であるのに対して，温める栄養素はタンパク質である（図 4-5）。タンパク質は，神経的な熱産生は高くないが，消化のためのエネルギー消費が他の栄養素と比べてかなり高い。したがって，冬などの寒い季節に体を温めるにはタンパク質の摂取がすすめられる。

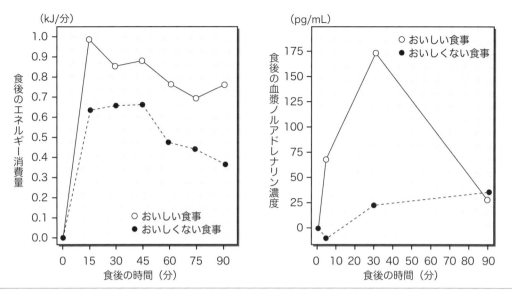

図4-6 ヒトのDITに対するおいしい食事とおいしくない食事の相違
おいしい食事（710 kcal）は，パルメザンフォンデュー，ミートボールスパゲッティ，エクレア，ソフトドリンクからなる。おいしくない食事は，それらのものをすべてミキサーで混ぜて均一にし，さらに乾燥してビスケット状にしたものである。
（文献16より引用）

3.3 おいしく食べる

　おいしく食べると，視覚，嗅覚，味覚などの刺激により血液中の神経ホルモン（ノルアドレナリン）が上昇し，それに伴いエネルギー代謝が亢進する（図4-6）[16]。すなわち，おいしいと感じる時には神経的に興奮して，エネルギー代謝が高まると考えられる。おそらく，他にも神経を興奮させるような食事のとり方はエネルギー代謝を高めるはずである。

3.4 香辛料やカフェインをとる

　一般に香辛料は，神経を刺激してエネルギー代謝を促進させる。最もよく知られているのが，唐辛子の辛味成分である**カプサイシン**である。カプサイシンは，副腎より分泌される神経ホルモンの一種であるアドレナリンの分泌を刺激して，エネルギー代謝を高める[17]。さらに，カプサイシンは寒冷刺激の受容体であるTRP（transient receptor potential）チャネルを活性化して，熱産生を亢進することも明らかにされた[10]。カプサイシンの類縁体であり低辛味であるカプシノイド（カプシエイト），コショウや生姜の成分（それぞれピペリンとジンゲロール），およびカテキン類（エピガロカテキンなど）も同様の作用をもつと報告されている[10]。

　コーヒーに含まれている**カフェイン**（ドリップしたコーヒー1杯に約100 mgが含まれる）は，神経を刺激して神経ホルモン（ノルアドレナリン）の分泌を促す。カフェインは，脂肪組織における脂肪分解を促進する作用もある。お茶に含まれるテオフィリンにもカフェインと同様の効果があるが，カフェインと比べると弱い。

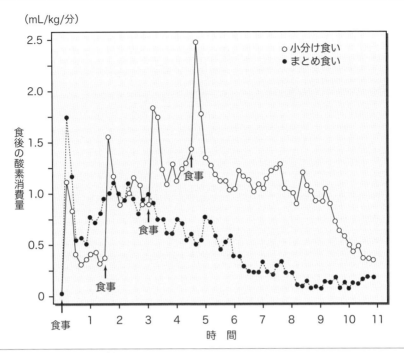

図 4-7　まとめ食いによる DIT の低下
500 g の食事を1回で食べた場合（まとめ食い）と，4 回に分けて食べた場合（小分け食い）の DIT を比較したイヌのデータである。測定した総 DIT は，4 回に分けて食べたほうがおよそ2倍も大きい。
（文献 11 より引用）

3.5　まとめ食いをしない

　同じ量の食事をまとめて食べた場合と小分けして食べた場合では，後者のほうで DIT が高くなることが明らかにされている（図 4-7）[11]。まとめ食いは太る原因になるようである。

4. 運動の効果

　体脂肪を減らそうとする時，食事療法だけでそれを実行しようとするとほとんど失敗に終わるか，ごく短期間しか持続できない例が多い。結果的には，もとの状態にもどるか，もしくは悪化することにもなりかねない。体重はいったん下がってまたもとにもどる。この現象をウエイト・サイクリングといい，これを繰り返すと内臓脂肪が多くなるなどの悪影響が報告されている[18]。体脂肪を減らすためには，必ず運動を取り入れてダイエットを行うべきである。
　運動のもたらす効果をあげると，次のようである。

4.1　筋肉量の維持・増加

　筋肉は，使用しなければ退化して萎縮する結果となる。体内で，脂肪は比較的エネルギー源となりにくいが，筋タンパク質の分解により生じるアミノ酸は糖新生などの材料としてすみやかに利用される。食事療法だけで減量した場合には，体重は見かけ上減るが，体脂肪はさほど減少しないという結

ダイエットにおけるタンパク質と運動の必要性

　一般の人に限らずアスリートにおいても，減量のためにダイエットをすることは少なくない。ダイエットでは，体脂肪を減らすことが最も大きな目的であり，体タンパク質は維持しなければならない。したがって，ダイエットを行う際には，主に脂肪の摂取量を少なくすることにより，摂取する総カロリーを減少させるが，体タンパク質となるタンパク質の摂取量を減らすべきではない。

　さらに，運動をダイエットのプログラムに加えて，体タンパク質を保持しながら効果的に体脂肪を減少することが重要である。もし運動しないでダイエットすれば，体タンパク質の減少が増大し体脂肪の減少は少ない結果となることが明らかにされている（図コラム 4-5B）[20]。図コラム 4-5A の模式図に示したように，体脂肪を消費する最も重要な器官は筋肉であり，運動により骨格筋を維持し，なおかつ筋肉の脂肪燃焼能を高めることにより，効果的な体脂肪の減少が期待できる（図中の点線矢印はタンパク質から脂肪への変換はほとんどないことを示している）。これは，一般の人の健康のためのダイエットだけでなく，アスリートの減量にもあてはまることである。

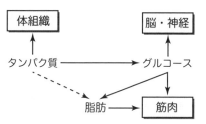

図コラム 4-5A　体内のエネルギー基質の流れ

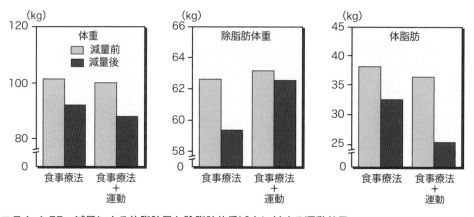

図コラム 4-5B　減量による体脂肪量と除脂肪体重減少に対する運動効果

体脂肪率が約 38％の肥満男性 27 名を対象に，「食事療法」のみで減量した場合と，「食事療法＋運動」で減量した場合の体重減少量の内容を比較検討した。被験者は 1 日の総エネルギー量が 420 〜 1,000 kcal で，タンパク質を 53 〜 70 g 含む食事を 8 週間摂取した。被験者の約半数を運動群とし，この群の被験者はダイエット期間中，ウォーキングもしくはジョギングを 1 日約 22 〜 46 分と，それに続いてレジスタンス運動を行うプログラムを 1 週間に 3 日行った。減量による体重減少量には大きな差はないが，食事療法群では除脂肪体重の減少が大きいのに対して，運動群は除脂肪体重の減少がきわめて少なく，体脂肪減少量が大きい特徴がある。

（文献 20 のデータより作図）

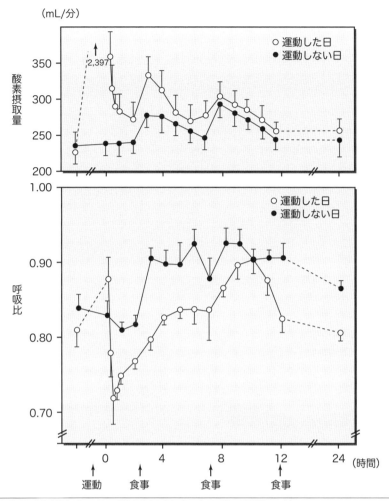

図4-8　運動した日と運動しない日の酸素摂取量（エネルギー代謝）の違い

8名の被験者に同一の食事を同量摂取させ，運動した日としない日のエネルギー代謝を測定した。運動した日では，運動しない日よりもエネルギー代謝量が運動時のみならず，その後も終日高めに推移していることがわかる（上図：図中の2,397は運動中の酸素摂取量のピーク値を示す）。したがって，運動の効果は運動後少なくとも24時間は維持されると結論できる。呼吸比は，エネルギー代謝において何がエネルギーとして燃焼されたかを示す指標であり，糖質のみが燃焼された場合に1.0となり，脂肪のみが燃焼された場合は0.7になる。運動した日としない日を比べると，ほとんどの時点で運動した日のほうが呼吸比が低くなっていることがわかる。すなわち，運動により脂肪をエネルギーとして燃焼する能力が高まったといえる。この脂肪燃焼の促進も運動後少なくとも24時間は維持されている。

（文献19より引用）

果になる。ここで減少するのは筋肉である（コラム4-5参照）。筋肉を維持もしくは増加させるためには，筋肉を活発に活動させる必要がある。ダイエットに運動を取り入れることによりエネルギー消費も進み，ダイエットの効果はより増強される。

4.2　基礎代謝の上昇

　基礎代謝は，基本的に生命を維持するために必要なエネルギー代謝であり，1日の安静時総エネルギー代謝の60〜80％を占める。基礎代謝を上昇させてエネルギー消費量を増大すれば，ダイエッ

基礎代謝の低下と中年太り：運動効果は内臓脂肪に現れる

　基礎代謝は中年期（40 歳代）から徐々に低下するので，それ以前と変わらぬ食事量を維持すると肥満の原因となる。すなわち，中年太りには基礎代謝の変化が深く関係している。

　一方，運動により基礎代謝は維持されるかもしくは増加するので[21]，中年太りの予防および解消には運動が必須であろう。とくに，運動は中年太りで増加する内臓脂肪を減少させるのに効果的であることが明らかにされているので，生活習慣病のリスクを軽減することになる。食事療法と運動療法により内臓脂肪の減少した例を図コラム 4-6A に示した。

　さらに，相撲取りの腹部断面の図を図コラム 4-6B に示したが，相撲取りでは内臓脂肪がかなり少ないことがわかるであろう。おそらくこれも運動効果の現れであろう。

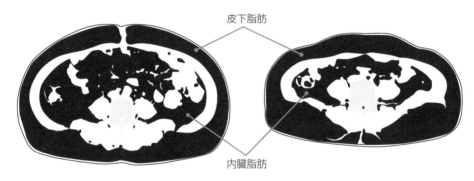

図コラム 4-6A　食事療法と運動で減量する前（左）とした後（右）の腹部断面像
4 ヵ月の減量治療により，内臓脂肪は著しく減少しているが，皮下脂肪はほとんど減少していないことがわかる。
（CT 腹部断面像より作図）

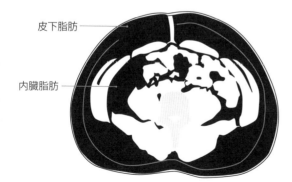

図コラム 4-6B　相撲取りの腹部断面像
相撲取りでは皮下脂肪が多いが，内臓脂肪はかなり少ないことがわかる。
（CT 腹部断面像より作図）

トにはかなり有効である。ウエイトトレーニングにより筋肉量が増加すると，基礎代謝は高まる。また，メカニズムは不明であるが，持久的運動によっても基礎代謝は高まることが明らかにされている。おそらく，運動後に筋タンパク質合成が促進されるためであろうと考えられる。

　運動をした時にはエネルギー消費が高まることは衆知の事実であるが，運動後もその効果は少なくとも 1 日程度は持続することが知られている（図 4-8）[19]。したがって，運動した日は睡眠中にも基礎代謝はある程度高く保たれる。運動中に消費したカロリー量だけで運動の効果を論ずることはまちがいである。

4.3　脂肪の燃焼促進

　ヒトはエネルギー代謝の多くを糖質に依存している。しかし，持久的運動を行うと，脂肪の代謝を促進し，脂肪をエネルギー源としてより多く利用できるようになる（図 4-8）。この運動効果は，基礎代謝に対する効果と同様に，運動後も持続する。運動によりエネルギー代謝を高め，脂肪の燃焼効率も高めれば，きわめて効果的なダイエットが期待できよう。

4.4　インスリン感受性の上昇

　膵臓から分泌されるホルモンであるインスリンは，体内の代謝に対してきわめて大きな影響をもつ（コラム 4-7 参照）。インスリンの最も重要な役割は，組織への血糖の取り込みの促進である。さらに，脂肪組織における脂肪分解を阻害したり，DIT や基礎代謝を高める種々のホルモンの作用を弱くする効果ももつ[22]。したがって，ダイエットや減量のためには，血中のインスリンの濃度があまり増加するのは好ましくない。

　インスリンの分泌は血糖の上昇によって刺激されるが，筋肉などの組織のインスリン感受性により分泌されるインスリン量が影響される。運動トレーニングは筋肉のインスリン感受性を高めるので，少ない量のインスリン分泌により上昇した血糖を処理できるようになる（図 4-9）[23]。**肥満者や糖尿病患者のインスリン感受性の改善にも運動が効果的である**ことは明らかである。

4.5　血中の脂質濃度の改善

　運動は上述のように脂肪の燃焼を促進する。この影響は血中の脂肪濃度にも現れる。すなわち，血

コラム 4-7

インスリン

　膵臓のランゲルハンス島 B 細胞から血液中に分泌されるホルモンであり，51 個のアミノ酸よりなる。インスリンは，組織への血糖の吸収を促進し，血糖を低下させる作用をもつが，多くのホルモンのなかでも血糖低下作用を示すのはインスリンのみである。したがって，糖代謝を調節する最も重要なホルモンであるといえる。その他のインスリン作用として，グリコーゲン，脂肪およびタンパク質などの合成促進や，脂肪分解の抑制などが知られている。すなわち，インスリンは生体内のほとんどすべての代謝を合成方向に向けるホルモンである。

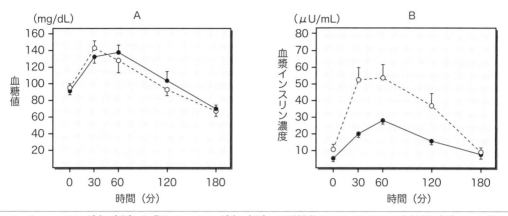

図 4-9　トレーニング者（●）と非トレーニング者（○）の耐糖能テストにおける血糖値（A）と血漿インスリン濃度（B）

トレーニング者は 1 週間におよそ 70 km の走運動を半年間行った被験者であり，非トレーニング者はとくに定期的な運動をしていない被験者である。これらの被験者の早朝空腹時に 75 g のグルコースを飲ませて耐糖能試験を行った。トレーニング者は，かなり少ない血漿インスリン濃度で上昇した血糖を処理していることがわかる。

（文献 23 より引用）

中の**中性脂肪**濃度は運動トレーニングにより低下することが一般的に認められている。この運動効果は，ウエイトトレーニングのような高負荷運動よりも持久的運動のほうが高いことが明らかにされている [24]。

　コレステロールも血中脂質の成分であるが，コレステロールはタンパク質と結合した複合体として血中に存在し，その複合体には中性脂肪も含まれる。中性脂肪が多く含まれると複合体の比重が小さくなり，少ないと比重が大きくなる。比重の小さい複合体に含まれるコレステロールが LDL コレステロールであり，比重の大きいものは HDL コレステロールである。

　LDL コレステロールは，肝臓から末梢組織にコレステロールを運搬するので，**悪玉コレステロール**と呼ばれ，HDL コレステロールは逆に末梢組織から肝臓へコレステロールを運搬するので，動脈硬化などを防ぐ**善玉コレステロール**と呼ばれている。運動トレーニングは，一般的に LDL コレステロール（悪玉コレステロール）を減少すると同時に HDL コレステロール（善玉コレステロール）を増加する作用をもつことが知られている [24]。

　これらの血中脂質に対する運動の影響が，心臓血管系の疾病を予防する運動効果として一般に認められている。

4.6　高血圧の改善

　運動トレーニングにより，高血圧患者の血圧が低下することが知られている。運動療法は，患者の収縮期および拡張期血圧ともに 5 〜 7 mmHg の低下をもたらすことが期待できるとされている [26]。この降圧効果は，運動による体重減少とは関係なく認められるようである。さらに，正常血圧の人が運動することにより，将来高血圧になる危険性を軽減できることも報告されている [26]。このように，**運動は血圧の正常化にも有効に作用する**ことが明らかである。

以上述べた以外にも，運動は，「ストレスの解消」や「免疫機能の改善」といった健康の維持増進に有効な作用をもつことが明らかにされつつある。

5．まとめ

ダイエットのための食事法としては，DIT を高める食べ方により熱としてのエネルギー消費を大きくすることがポイントである。しかし，食べ方だけによるダイエットは効率が悪く長続きしない方法であるので，必ず運動を取り入れることが重要である。運動法としては，筋肉量を維持・増加するた

コラム 4-8

インスリン感受性と生活習慣病

　インスリン感受性が低下する代表的な疾病として，2型糖尿病（インスリン非依存型糖尿病，NIDDM）が知られている。この2型糖尿病は，日本における糖尿病の95％以上を占めるので〔1型糖尿病（インスリン依存型糖尿病）は5％以下〕，ほとんどの糖尿病患者はこのタイプに属する。平成28年（2016年）の国民健康・栄養調査（厚生労働省）によると，糖尿病が強く疑われる成人（糖尿病患者）は約1000万人，糖尿病の可能性を否定できない成人（糖尿病予備軍）も約1000万人と，糖尿病の可能性がある人が相当数存在する。さらに，現在も日本の人口に対するその割合は増加傾向にある。また，日本で現在増えつつある肥満によっても，糖尿病と同様にインスリン感受性が低下することが知られている。

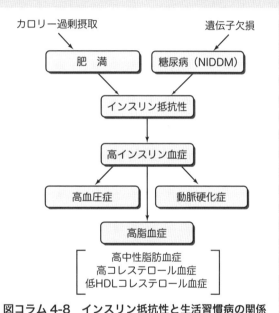

図コラム 4-8　インスリン抵抗性と生活習慣病の関係
（文献 25 より引用）

　糖尿病や肥満，およびその他の原因でインスリン感受性が低下すると（インスリン抵抗性が発生した状態），インスリン分泌が亢進するため，高インスリン血症となる。高インスリン血症は，高血圧，高脂血症，動脈硬化を誘発する可能性が高いので，インスリン抵抗性は多くの生活習慣病と密接に関連している（図コラム 4-8）[25]。

　運動トレーニングは，インスリンとは別のメカニズムにより筋肉へのグルコースの取り込みを促進し，インスリン抵抗性を改善することが証明されている。インスリン抵抗性の改善は，かなり多くの生活習慣病の根本的な治療と結びつくので，一般の人の健康管理には，運動を生活に取り入れ，生活習慣病を予防することがすすめられる。

めのレジスタンストレーニングと，血液循環器系を発達させる持久的運動があるが，両者は多少異なった効果をもたらすので，それらを組み合わせて行うとより効果的であろう。さらに，体脂肪減少のための運動は，食事の後よりも前（夕食前）に行うと効果的であるとされている[31]。

　ダイエットは，飢餓感からの精神的苦痛を伴うものであるため，運動によりエネルギー消費量を増加して食事の制限を少なくすることができる方法を選択すべきである。精神的苦痛を軽減することが，ダイエットを長く持続するためにはかなり重要であろう。体重制限をしなければならないアスリートも，同様の方法により減量することがすすめられる。

コラム 4-9

低インスリンダイエットと高タンパク質食ダイエット

　インスリンは，コラム 4-7 で述べたように，体内のすべての代謝を合成の方向に向けるホルモンであり，肥満を促進するホルモンであるといえる。食事を摂取して血糖が上昇するとインスリン分泌が刺激されるので，血糖の上昇しにくい食物はインスリン分泌の刺激も弱いし，脂肪合成の刺激も弱いと考えられる。この考え方を利用したダイエット法が低インスリンダイエットである。

　グルコース（通常 50 g）を摂取した後の 2 時間における血糖濃度の上昇を基準（100%）として，食事成分（通常 50 g の糖質）摂取によるその上昇をパーセントで表わした数値をグリセミック・インデックスと呼んでいる。低インスリンダイエットは，このグリセミック・インデックスの低い食品を摂取して，インスリン分泌を低く抑え，食後の脂肪合成上昇を抑制しようとする方法である。この方法により，ある程度のダイエット効果が期待できると考えられる。ちなみに，パンやご飯のグリセミック・インデックスは約 70% であり，スパゲッティは約 50% である[27]。ただし，ご飯は炊き方によりグリセミック・インデックスが変化する。当然のことながら，お粥はグリセミック・インデックスが高い。

　低インスリンダイエットおよびカロリー摂取の抑制の両効果を期待して，多くの代替甘味料が開発されている。その 1 つのアスパルテーム入り飲料で，短期と長期でダイエットした例が報告されているが，実際に効果的であったと報告されている[28]。

　一方，食事中の糖質を減少して，その分タンパク質の割合を増加するダイエット法が報告されており，これに運動を取り入れることによりかなり効果的なダイエットが可能になることが明らかにされている[29,30]。従来は食事中の脂肪量にもっぱら関心が集まっていたが，タンパク質（P）と糖質（C）の比率がダイエットには重要であるとする新しい概念といえる。その報告では，ダイエット食中の C/P を 1.5 以下にすると効果的としている。一般的な食事の C/P は 3 以上である。とくに日本人の食事はその比率が高い。

　この高タンパク質食ダイエット法の利点は，①体脂肪が効率よく減少し体タンパク質を維持できること，②インスリン感受性を高く保てること，③ダイエット中の食事の満足度が高いことなどがあげられており，実質的なダイエット法として評価できる。このダイエット法を報告している研究者は，タンパク質中の分岐鎖アミノ酸（BCAA）がこれらの効果をもたらすと考察している。

参考文献

1. Wu J, et al. : Beige adipocytes are a distinct type of thermogenic fat cell in mouse and human. Cell, 150 : 366-376, 2012.
2. Altshuler-Keylin S, Kajimura S. : Mitochondrial homeostasis in adipose tissue remodeling. Sci Signal, 10 : eaai9248, 2017.
3. 上野浩晶, 中里雅光：食欲と内臓脂肪蓄積. Adiposcience, 4 : 231-237, 2007.
4. 山内敏正, 門脇　孝：アディポサイトカイン調節を改善する. Adiposcience, 4 : 281-288, 2007.
5. 杉浦　甫 他：肥満についての, 新しい細胞生物学的分類の提唱. 肥満研究, 8 : 125-130, 2002.
6. Spalding KL, et al. : Dynamics of fat cell turnover in humans. Nature, 453 : 783-787, 2008.
7. Tarui S, et al. : Comparison of pathophysiology between subcutaneous-type and visceral-type obesity. In : Bray GA, et al., eds., Diet and Obesity, Japan Scientific Societies Press, Tokyo, pp. 143-152, 1988.
8. 船橋　徹：肥満をどのように測定・判断するか. In: 日本肥満学会編集委員会 編, 肥満・肥満症の指導マニュアル, 第 2 版, 医歯薬出版, 東京, pp. 1-11, 2001.
9. 斉藤昌之：褐色脂肪組織とは. In: 斉藤昌之, 大野秀樹 編, ここまでわかった燃える褐色脂肪の不思議, ナップ, pp.9-29, 2013.
10. 斉藤昌幸：褐色脂肪からのアプローチ. 肥満研究, 22 : 106-113, 2016.
11. LeBlanc J : Nervous and endocrine control of meal thermogenesis. In : Bray GA, et al., eds., Diet and Obesity, Japan Scientific Societies Press, Tokyo, pp. 61-69, 1988.
12. Kopp-Hoolihan LE, et al. : Longitudinal assessment of energy balance in well-nourished, pregnant women. Am J Clin Nutr, 69 : 697-704, 1999.
13. Himms-Hagen J : Thermogenesis in brown adipose tissue as an energy buffer. N Engl J Med, 311 : 1549-1558, 1984.
14. 鈴木正成：食事と時間. Health Sciences, 7 : 7-12, 1991.
15. Shimomura Y, et al. : Less body fat accumulation in rats fed a safflower oil diet than in rats fed a beef tallow diet. J Nutr, 120 : 1291-1296, 1990.
16. LeBlanc J, Brondel L : Role of palatability on meal-induced thermogenesis in human subjects. Am J Physiol, 248 : E333-E336, 1985.
17. Kawada T, et al. : Capsaicin-induced β-adrenergic action on energy metabolism in rats : influence of capsaicin on oxygen consumption, the respiratory quotient, and substrate utilization. Proc Soc Exp Biol Med, 183 : 250-256, 1986.
18. Wheeler J, et al. : Weight cycling in female rats subjected to varying meal patterns. Am J Physiol, 258 : R124-R129, 1990.
19. 小林修平：運動と代謝. 食の化学, 119 : 22-29, 1988.
20. Pavlou KN, et al. : Effects of dieting and exercise on lean body mass, oxygen uptake, and strength. Med Sci Sports Exerc, 17 : 466-471, 1985.

コラム 4-10

運動は DIT を上昇させる？

　DIT に対する運動（トレーニング）の影響については, 否定的な結論となっていたが, 筋肉から放出されるホルモン（マイオカイン）の 1 つであるアイリシン（irisin）が発見され, このアイリシンはベージュ細胞を強く誘導することが報告された[32]。この論文が掲載されたジャーナル『Nature』の知名度から, 運動により体脂肪が減少するメカニズムの 1 つが明らかにされたと思われた。しかし, 成人女性肥満者の食事療法と運動による 16 週間の減量において, 被験者の体脂肪は平均 4.4 kg 減少したにもかかわらず, 皮下脂肪組織のベージュ化の遺伝子発現は相関しなかったとする報告もあり[33], 結論はまだ出せないようである。

21. Van Pelt RE, et al. : Age-related decline in RMR in physically active men : related to exercise volume and energy intake. Am J Physiol, 281 : E633-E639, 2001.
22. Piolino V, et al. : Thermogenic effect of thyroid hormones : interactions with epinephrine and insulin. Am J Physiol, 259 : E305-E311, 1990.
23. Rodnick KJ, et al. : Improved insulin action in muscle, liver, and adipose tissue in physically trained human subjects. Am J Physiol, 253 : E489-E495, 1987.
24. 樋口　満，根本　勇：高脂血症の運動療法．臨床スポーツ医学，15：357-361, 1998.
25. 佐藤祐造 他：生活習慣病としての糖尿病．臨床スポーツ医学，15：1081-1084, 1998.
26. 斉藤文雄 他：高血圧患者における運動療法．臨床スポーツ医学，15：353-356, 1998.
27. Jenkins DJA, et al. : Glycemic index of foods : a physiological basis for carbo-hydrate exchange. Am J Clin Nutr, 34 : 362-366, 1981.
28. Blackburn GL, et al. : The effect of aspartame as part of a multidisciplinary weight-control program on short- and long-term control of body weight. Am J Clin Nutr, 65 : 409-418, 1997.
29. Layman DK. et al. : Dietary protein impact on glycemic control during weight loss. J Nutr. 134 : 968S-973S, 2004.
30. Layman DK. et al. : Dietary protein and exercise have additive effects on body composition during weight loss in adult women. J Nutr, 135 : 1903-1910, 2005.
31. Farah NM, Gill JM : Effects of exercise before or after meal ingestion on fat balance and postprandial metabolism in overweight men. Br J Nutr, 109 : 2297-2307, 2013.
32. Boström P, et al. : A PGC1-α-dependent myokine that drives brown-fat-like development of white fat and thermogenesis. Nature, 481 : 463-468, 2012.
33. Nakhuda A, et al. : Biomarkers of browning of white adipose tissue and their regulation during exercise- and diet-induced weight loss. Am J Clin Nutr, 104 : 557-565, 2016.

第5章

スポーツのための
栄養サプリメント

　栄養サプリメント（栄養補助食品）とは，食事ではとりきれない栄養素を補うために開発された食品である。したがって，食事ですべての必要な栄養素が十分に摂取できている場合には必要ない。しかし，普段の食事では，ある種の栄養素が不足することはしばしば経験され，とくに運動によりエネルギー代謝が促進される場合には，サプリメントを利用したほうが必要な栄養素を確保できることが多い。すなわち，スポーツの世界では栄養サプリメントの有用性は高いと考えられる。以下に，スポーツと関連した各種の主な栄養サプリメントの機能について説明する。

1. 体づくりのための栄養サプリメント

1.1　タンパク質・アミノ酸製品

　タンパク質やアミノ酸を主原料とした栄養サプリメントが多く市販されている。これらは，筋肉づくりを主な目的とした製品である。①タンパク質を粉末状にした製品，②タンパク質と糖質の混合ゼリー製品，③アミノ酸を主原料とした製品などがある。

1.1.1　粉末タンパク質製品

　この製品のタンパク質原料として，主に乳清タンパク質と大豆タンパク質が用いられている。粉末状のこれらの製品は，牛乳などの飲料に溶解して摂取するのが一般的である。タンパク質を補足するために開発された製品であり，摂取量は利用者の必要に応じて調節できるので，少量からかなり多量まで摂取することが可能である。ただし，過剰に摂取しても，運動による筋肉への刺激がなければ筋肉づくりの効果を増大することはないと考えられる。

　実際の製品としては，（株）明治のザバスのシリーズ，森永製菓（株）のウィダープロテインシリーズなど，いくつかの会社から類似した製品が販売されている。

1.1.2　タンパク質と糖質を混合したゼリー製品

　運動終了直後にタンパク質と糖質を摂取すると，筋タンパク質の合成を強く刺激することが証明されている（第1章参照）。この科学的証明を背景にして，タンパク質摂取をいつでもどこでも簡便にできるように開発された製品が市販されている。大塚製薬（株）のジョグメイト プロテイン ゼリー，森永製菓（株）のウイダー in ゼリープロテインなど多数ある。運動とのタイミングを考えたタンパク質摂取のためには便利な製品であろう。

1.1.3　アミノ酸を主原料とした製品

　分岐鎖アミノ酸（BCAA）などの特定のアミノ酸は，運動によりその分解がかなり促進されるので，これらの特定のアミノ酸を主成分とした製品が市販されている。たとえば，BCAAと他のアミノ酸を顆粒状にした製品〔味の素（株）のアミノバイタル，大塚製薬（株）のアミノバリュー サプリメントスタイル〕などがある。さらに，これらのアミノ酸を含むスポーツドリンク〔大塚製薬（株）のアミノバリュー，表2-5参照〕なども市販されている。これらの製品は，運動後の回復のみならず，運動中のスタミナにまで影響する可能性が考えられ，その目的に応じて運動前後に摂取することがすすめられる。

　これまでの研究において，4～5 gのBCAAをトレーニング前に摂取することにより，運動の翌日に発生する筋肉痛（遅発性筋肉痛）や筋疲労感を軽減できることが確認されたので（図1-5），BCAAは運動のための有効なサプリメントとして注目されている[1～4]。

1.2　その他の体づくりのための栄養サプリメント
1.2.1　クレアチン

　クレアチンはヒトの肝臓でメチオニン，グリシン，アルギニンから合成される化合物であり，筋肉（とくに白筋）にクレアチンリン酸として多く含まれる。安静時の筋肉中のクレアチンリン酸の濃度は25～30 mmol/L（5.3～6.3 g/kg筋肉）であり，ATPの濃度の4～6倍に相当する。クレアチンリン酸（−10.3 kcal/1分子）は，ATP（−7.3 kcal/1分子）よりも高エネルギーな化合物であるため，運動中にATPから生成されるADPを，以下の式のように再度ATPに変換する。

$$クレアチンリン酸 + ADP \rightarrow クレアチン + ATP$$

　このように，クレアチンリン酸は酸素を必要とせずにATPを合成することができるので，瞬発的な短時間の運動のエネルギー源となる。クレアチンリン酸が存在するうちは，運動による筋肉中のATP減少は起こらないが，クレアチンリン酸は数秒の最大運動によりすべて消費されてしまうようである。

　栄養サプリメントとして，クレアチンの粉末や錠剤の食品が市販されているが，これらの製品は瞬発的運動のパワーアップを目的としたものである。実際に，短期的投与により筋肉量増加にある程度の効果を期待できるとする報告はあるが，筋タンパク質の合成は促進されないとする報告もある[5]。クレアチンの安全性は市販されている製品の純度（不純物の混合量）による可能性が指摘されており，さらに

これと関連して，一部には長期投与や大量投与については注意が必要であるとする報告もある[6~8]。

1.2.2　HMB（β-ヒドロキシ-β-メチル酪酸）

　HMB は，体内で分岐鎖アミノ酸の 1 つであるロイシンの分解により副産物的に生成されることが知られている。ロイシン分解の主要経路は細胞内のミトコンドリアに局在するが，HMB が生成される代謝経路はミトコンドリアの外側の細胞質に存在するので，ロイシン分解の主要経路ではない。1 日のロイシン分解の 5 % 程度がこの細胞質の経路により代謝されることが示唆されている[9]。

　1～3 週間 HMB（1.5～3 g/日）を摂取しながらレジスタンストレーニングを行うと，HMB の作用として，トレーニングによる筋肥大と筋力増加が促進されるようである。さらに，HMB は mTORC1（コラム 1-2 参照）を活性化して，筋タンパク質合成を促進する効果があるばかりでなく[10]，ヒト骨格筋の筋ミトコンドリアの生合成にも影響を及ぼすという報告もある[11]。また，HMB の安全性についても検討が加えられているが[12]，現在のところ問題は出ていないようであり，筋肉に対する HMB 作用については注目されている。HMB は今のところ通信販売などで入手が可能である。

1.2.3　カルシウム

　カルシウムは，骨を形成するためには必須の栄養素である。カルシウムは多くの日本人に不足している栄養素であるので，カルシウムを摂取することを目的とした栄養サプリメントが，菓子や錠剤として市販されている。第 1 章でも述べたように，カルシウムを摂取するには，牛乳や乳製品がすすめられるが，牛乳を飲めない人にとってはこれらの栄養サプリメントは簡便にカルシウムを摂取するために好都合であろう。

2.　スタミナのための栄養サプリメント

2.1　スポーツドリンク

　スポーツドリンクの明確な定義はないが，運動中の水分補給とともに糖分を補給し，血糖低下の防止やグリコーゲン消費の抑制を目的として開発された清涼飲料が市販されている。これらの飲料は，スタミナのための栄養サプリメントといえるだろう。第 2 章で詳細に記載したように，現在ではかなり多種類のスポーツドリンクが市販されているが，それらに含まれる糖質の種類に注意して選択すべきである。

2.2　ビタミン

　スタミナと関係するビタミンは，主に B_1, B_2, B_6 である。各種のビタミン剤が市販されているので，これらのビタミンを補給する場合，または安全のために多めに摂取する場合には，ビタミン剤の使用が有用である。これらのビタミンはいずれも水溶性ビタミンであるため，過剰に摂取しても尿中に排泄されてしまう。よって，これらのビタミンは不足しやすいビタミンであるともいえる。また，錠剤でビタミンを摂取することに不安をおぼえる必要はない。コラム 2-10 も参照されたい。

2.3　エネルギー補充のためのゼリー食品

　運動中に水分および糖質などのエネルギー源やビタミン類などを補給することが必要となる場合が多い。しかしながら，運動中はノルアドレナリンなどの神経ホルモンの分泌が高まっており，食欲および胃腸の働きは低下している。したがって，運動中は食物を摂取しにくい身体状況である。そこで，このような状態でも比較的食べやすい食品として開発されたのが，エネルギー補充のためのゼリー食品である。ゼリー食品は水分含量が高く，冷やして摂取するので食感やのどごしがよい。ゼリー食品の主成分となっているのが寒天である。

　寒天の成分であるアガロースやアガロペクチンは，ヒトの消化酵素で分解されないので食物繊維としての作用をもっているが，寒天がスポーツ食品に利用される理由は，この食物繊維としての機能よりも，ゲルとして水分含量が高く食感とのどごしがよいためであろう。

3.　ダイエットのための栄養サプリメント

　唐辛子の辛味成分であるカプサイシンは，体内で神経ホルモンであるアドレナリンの分泌を刺激して体脂肪の分解を促進することが知られている。そのため，このカプサイシンを添加したダイエット用の栄養サプリメントが開発されている。

　ただし，この栄養サプリメントだけでダイエットしようとするのはすすめられない。あくまでも補助的に使用すべきである。第4章も参照されたい。

参考文献
1. Shimomura Y, et al.：Exercise promotes BCAA catabolism：effects of BCAA supplement on skeletal muscle during exercise. J Nutr, 134：1583S-1587S, 2004.
2. 佐藤寿一 他：筋肉痛および筋疲労感に対する分岐鎖アミノ酸飲料の効果．臨床スポーツ医学，22：837-839, 2005.
3. Shimomura Y, et al.：Nutraceutical effects of branched-chain amino acids on skeletal muscle. J Nutr, 136：529S-532S, 2006.
4. Shimomura Y, et al.：Branched-chain amino acid supplementation before squat exercise and delayed-onset muscle soreness. Int J Sport Nutr Exerc Metab 20：236-244, 2010.
5. Francaux M, Poortmans JR：Side effects of creatine supplementation in athletes. Int j Sports Physiol Perform, 1：311-323, 2006.

コラム 5-1

寒　天

　寒天は，テングサやオゴノリなどの紅藻類から抽出されるエキス中の多糖類を主成分とするが，熱水により溶解し冷却によりゲル化する性質をもつ。その成分は，中性多糖類でゲル化力の強いアガロースと，酸性多糖類でゲル化力の弱いアガロペクチンよりなる。アガロースは，1, 3位で結合したα-D-ガラクトースと1, 4位で結合した3, 6アンヒドロ-α-L-ガラクトースが交互に結合して直鎖構造を形成している。一方，アガロペクチンは，アガロース構造に加えて硫酸基やピルビン酸基などが結合した糖を含んでいる。アガロースやアガロペクチンは，ヒトの消化酵素で分解されないので食物繊維としての作用をもつ。

6. Poortmans JR, Francaux M : Adverse effects of creatine supplementation : fact or fiction? Sports Med, 30 : 155-170, 2000.
7. Graham AS, Hatton RC : Creatine : a review of efficacy and safety. J Am Pharm Assoc, 39 : 803-810, 1999.
8. Metzl JD, et al. : Creatine use among young athletes. Pediatrics, 108 : 421-425, 2001.
9. Nissen S, et al. : Effect of leucine metabolite β-hydroxy-β-methylbutyrate on muscle metabolism during resistance-exercise training. J Appl Physiol, 81 : 2095-2104, 1996.
10. Duan Y, et al. : The role of leucine and its metabolites in protein and energy metabolism. Amino Acids, 48 : 41-51, 2016.
11. Standley RA, et al. : Effects of β-hydroxy-β-methylbutyrate (HMB) on skeletal muscle mitochondrial content and dynamics, and lipids after 10 days of bed rest in older adults. J Appl Physiol (1985). 2017 Jul 13: jap.00192.2017. doi: 10.1152/japplphysiol.00192.2017.
12. Nissen S, et al. : β-hydroxy-β-methylbutyrate (HMB) supplementation in humans is safe and may decrease cardiovascular risk factors. J Nutr, 130 : 1937-1945, 2000.

女性のための運動と栄養

1. 女性の機能と栄養

1.1 女性の機能と脂肪組織の関係

女性の最も特徴的な機能は，妊娠と出産ができることである。この女性の生殖機能を維持するためには，卵巣からの一定量以上の女性ホルモン（エストロゲンなど）の分泌ばかりでなく，全身の正常なエネルギー代謝も重要であることが明らかにされてきた。

古くより体脂肪量と女性の生殖機能の間には密接な関連があることは経験的に知られていた。たとえば，飢餓や神経性食欲不振症による体重減少は，排卵や月経の閉止を伴う。また，健康な成熟女性でも，激しい運動やエネルギー出納に影響する生活習慣により体脂肪量が減少すると，生殖能力が低下するようである。さらに，女性の思春期発動の主要な要因は，体脂肪量が一定量に達することであることも，体脂肪量と生殖機能が関連することを示している。

体脂肪と女性の生殖機能を結びつける因子として，脂肪細胞が生産する**レプチン**があげられる。レ

コラム 6-1

レプチン

1995 年に米国の Friedman らにより，遺伝性肥満マウスの肥満遺伝子から発現する血漿タンパク質が摂食量やエネルギー代謝に強く作用することが報告された[1]。このタンパク質（レプチン）は，脂肪細胞由来のホルモンであり，146 個のアミノ酸からなる。レプチンの名称はギリシャ語の「痩せる」を意味する reptos に由来する。レプチンは主に視床下部に存在するレプチン受容体を介して作用するが，摂食の抑制，体温上昇，運動量や酸素消費量の増大，交感神経活動の亢進などの作用を示すことが知られている。さらに，本文中に記載したように，女性の生殖機能の調節作用も示すことが明らかにされつつある（コラム 4-1 も参照）。

プチンは，遺伝的に肥満するマウスの脂肪細胞から分泌されるホルモン（肥満遺伝子の生成物）として発見された[1]。

　レプチンは体重とエネルギーバランスの制御に幅広く作用するホルモンであることがわかってきたが，生殖内分泌の機能維持にも不可欠であることが明らかにされつつある[2]。ヒトでも動物でも，レプチンの血中濃度は体脂肪量と正比例する。食事制限により飢餓状態にした雌マウスは発情しなくなるが，レプチンを投与すると栄養状態が改善しないまま性周期が回復する[3]。ヒトでも神経性食欲不振症では，体重減少とともに血中レプチン濃度が低下し，月経が閉止する。このように，レプチンによる女性生殖機能の調節は，飢餓に対する適応機構の１つであると考えられている。この機能は，十分なエネルギーが獲得できない状態での妊娠により，母子ともに生命の危険にさらされるのを回避するための合目的的なものであろう[2]。

　以上述べたように，**体脂肪と女性生殖機能の関係の緊密さおよび体脂肪の重要性**がわかるであろう。体脂肪は多すぎると肥満という厄介な状態をもたらすが，逆に少なすぎても重篤な状態をもたらすことを忘れてはならない。現在，若い女性の間で痩せ願望がかなり強くなっている傾向にあるが，体脂肪を正常範囲（20〜25％）に維持することは女性の機能を正常に保つためにきわめて重要である。女性の体脂肪率が15％以下になると，血中レプチン濃度は低いレベルになるようである[4]。とくに，思春期にこの状態になると性成熟の遅延をきたすようである。**むやみな痩せ願望は誤りである。**

1.2　胎児・乳児期の栄養状態と成人してからの健康状態の関係

　大規模な疫学研究および動物実験から，受精時や胎児期の子宮内および乳児期の低栄養状態が，出生後の環境要因との相互作用によって成人病を発症する率を高めることが明らかとなった。この成人病発症の原因として，胎児期および乳児期の好ましくない環境が**エピジェネティック変化**（遺伝子発現にかかわる DNA のメチル化などによる化学修飾）をもたらすことが考えられている。この考え方は，**ドーハッド**（DOHaD：developmental origins of health and disease）**説**（**成人病胎児期発症起源説**）として世界的に認められている[8,9]（コラム 6-2 も参照）。

コラム 6-2

ドーハッド（DOHaD）仮説の歴史的経緯

　胎児期や生後直後の健康・栄養状態が成人になってからの健康に影響を及ぼすことを報告した科学論文を以下に示す。
1. 1976 年 Ravelli らは，第二次世界大戦中のオランダで起きた飢饉下で，妊娠中に子宮内で低栄養に暴露された児が，成長後に高頻度で肥満を呈したことを報告した[10]。
2. 1980 年代後半から Barker らは，胎児期環境が生活習慣病（とくに冠動脈疾患，脳卒中，肝臓病，高血圧，糖尿病，がんなど）発症に影響を及ぼすことを報告した[11,12]。これにより，「胎児プログラミング説」が提唱され，この説は「Barker 仮説」とも呼ばれた。
3. 1991 年 Lucas は，胎児期だけでなく乳児期においてもプログラミングが起こる可能性を唱えた[13]。

第 6 章　女性のための運動と栄養

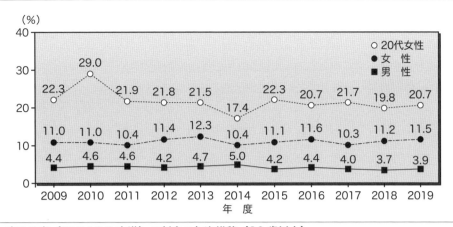

図 6-1　痩せの者（BMI 18.5 未満）の割合の年次推移（20 歳以上）
2019 年の総出生児数(865,239)に対する低出生体重児の割合は 9.4％であり，世界の主な先進国の中でトップである。
（厚生労働省：2019 年国民健康・栄養調査報告より引用）

　現在の日本では，20 〜 30 代の出産適齢期女性の約 20％が体格指数（BMI）18.5 未満の「痩せ」であり（図 6-1），これが低出生体重児（出生体重 2,500 g 未満児）の急増と関係しているとされている。2019 年厚生労働省「人口動態統計」では，総出生児における低出生児の割合は 9.4％であり，かなり高い状態である。この割合は，世界の主な先進国の中でトップであり，この問題の深刻さを示している。**若い女性のむやみな痩せ願望は日本の将来に大きく影響する**可能性がある。

2. 摂食障害

　スポーツの世界では，体重調節や体形の維持のために減量もしくは食事を調節（ダイエット）するアスリートが少なくない。また一般の人でも痩せ願望がかなり強い傾向にあり，なかには体重コントロールが強迫観念となっている場合もあるようである。このような状態の人では，しばしば摂食障害が引き起こされることが知られている。

　摂食障害の主なものは，エネルギー摂取量を極端に減らすのを特徴とする**神経性食欲不振症（anorexia nervosa：拒食症）**と，むちゃ食いとその後の浄化を特徴とする**神経性過食症（bulimia nervosa：過食症）**の 2 つである。女子では，とくに体操（新体操），フィギュアスケート，バレエ，ダンスなどの容姿が勝敗の重要な要素となるアスリートにこれらの摂食障害が多い。また，マラソンなどの長距離走の女子選手にも多くみられるようである。

　摂食障害の原因には，精神的要素と文化的要素が深くかかわっているようである。すなわち，自分を評価するうえにおいて，自分の外観がきわめて重要な要素となり，痩せることにより自分に対する評価が高まるようになる[5]。すなわち，体重や体形の考え方に障害があるため，自分を評価する場合に体重や体形がきわめて大きな影響をもつ。結果的に，体重コントロールが強迫観念となるわけである。

　摂食障害の最も一般的な症状として，疲労と運動能力の低下があげられる。これらの症状は，エネ

81

ルギーの不足と同時に，水分やミネラルの不足によっても引き起こされる。とくに，体内のカリウムの不足は神経伝達や筋収縮に障害をきたすので，狭心症や心筋梗塞の原因にもなりうる。したがって，突然死を引き起こすこともありうる。また，貧血も疲労と運動能力の低下の重要な原因である。さらに，エネルギー不足により，血中の女性ホルモンが低値となり，骨粗鬆症をまねくことが知られている。女性アスリートによくみられる症状として，「**利用可能エネルギー不足**」「**無月経**」および「**骨粗鬆症**」がセットになっていることが報告されており，**女性アスリートの三主徴**と呼ばれている[6]。その他の症状として，筋肉量の低下による基礎代謝の低下（寒がる），胃腸障害，皮膚障害，成長障害などがある。

　摂食障害をもつ人は，自分の身体に対して歪んだイメージをもっているので，治療にはさまざまな注意が必要である[7]。摂取エネルギーの増加は徐々に行う必要があり（たとえば，1日の摂取カロリーの増加は 200 kcal とし，週単位でそれを増加させる），治療には時間を要する。できるだけ，専門家（精神科医や内科医など）に相談することがすすめられる。

3. 女性の性周期と運動中のエネルギー代謝

　女性ホルモンは，運動中のエネルギー代謝に影響することが明らかにされている。女性ホルモン

コラム 6-3

神経性食欲不振症と神経性過食症の主な症状

1. 神経性食欲不振症

・年齢と身長に見合う標準体重の下限を超える体重を維持することを拒む。たとえば，体重減少により標準体重よりも 15%ほど低い体重を維持する。成長期の場合には，標準の体重増加をせず，標準体重の 15%ほど低い体重となる。

・標準体重以下であっても，体重増加や体脂肪増加を極端に恐れる。

・体重や体形の考え方に障害があり，体重や体形が自分の評価にはなはだしい影響をもつか，低すぎる体重を深刻に考えない。

・思春期以降の女性の無月経：すなわち，少なくとも 3 回連続した月経周期のない状態〔女性ホルモン（エストロゲン）を投与した後にのみ月経が現れる場合には，無月経と考える〕。

2. 神経性過食症

・むちゃ食いの期間を繰り返す。むちゃ食いの期間では，①一定時間（たとえば 2 時間）で，一般の人が摂取する食物量よりも明らかに多くの量の食物を摂取する，②過食を制御する感覚が欠如している（たとえば，食べることを止めることができない，もしくは何をどれくらい食べるかを制御できない），などの特徴があげられる。

・むちゃ食いによる体重増加を防ぐため，不適切な代償行為を繰り返す。たとえば，自己誘発嘔吐，下剤，利尿剤や浣腸などの乱用，絶食，過度の運動によるエネルギー消費である。

・むちゃ食いと不適切な代償行為が，週に少なくとも 2 回繰り返される状態が 3 ヵ月間続く。

・体重と体形が自分の評価にはなはだしい影響をもつ。

・神経性食欲不振症の期間は例外的にこの症状は発生しない。

（エストロゲン，プロゲステロン）を薬理的に投与して運動中の糖質と脂質の酸化率を比較した研究において，少量投与に比べて大量投与のほうが，運動中の糖質の酸化が低下し脂質の酸化が増加する結果が得られている[14]。さらに，女性の性周期における卵胞期と黄体期における運動中のグルコース代謝を比較検討した研究において，グルコースの酸化は黄体期よりも卵胞期に高いことが明らかとなった[18, 19]。この時の脂肪酸化はグルコース代謝と逆の関係にあった。さらに，運動パフォーマンス（運動持久時間）は，グルコース酸化の高い卵胞期のほうが高い結果が得られている[19]。ただし，運動中にグルコースを投与した場合にはこれらの違いは消失した。したがって，**女性の性周期は運動中のエネルギー利用に影響する**が，グルコースの適切な投与によりこの影響をキャンセルできると考えられる。運動中に適切に糖質を投与して運動パフォーマンスに対して性周期の影響が現れなくすることが重要であろう。

　一方，女性の性周期は，運動中の体タンパク質分解にも影響することが明らかにされている[20]。運動による血中尿素濃度の上昇を指標にして，生理期と黄体形成期における運動中の体タンパク質分解を測定した研究において，生理期のほうがタンパク質分解は有意に低いことが明らかにされた。この結果は，運動によるタンパク質必要量の増加は生理期のほうが低いことを示しているが，その生理的意味とメカニズムは不明である。

　体タンパク質分解と関係するかもしれないが，分岐鎖アミノ酸 (BCAA) 代謝（分解）にも性差があり，男性よりも女性のほうが BCAA を分解する率が安静時および運動時ともに低いと報告されている[21〜23]。この現象は，男性に比べて，女性のほうがエネルギー代謝を脂肪に依存することと関係しているようである。逆にいえば，男性のほうが BCAA を多く必要としているようである。

　BCAA 代謝の性差に関する研究において，女性ホルモン（エストロゲン）はラット肝臓の BCAA 分解の律速酵素（分岐鎖 α-ケト酸脱水素酵素：基礎編第9章を参照）の活性を低下させることが明らかにされている[25]。この女性ホルモンの作用が，その性差を生み出すメカニズムと考えられる。

コラム 6-4

食欲と分岐鎖アミノ酸（BCAA）

　食欲に対して BCAA が重要な役割をもっていることが明らかにされている。拒食症の1つの原因として，血中の BCAA 濃度の低下があげられており[15]，拒食症では摂食量が著しく減少することより悪循環を形成すると考えられる。このような場合は，BCAA サプリメントの摂取がすすめられる。

　疾病による拒食症も知られており，肝硬変や腎不全による人工透析患者では血中の BCAA 濃度が低下するため，拒食症状態になるようである[16, 17]。この拒食症状態は，BCAA 製剤を投与することにより改善されることが報告されている[16, 17]。すなわち，筋肉量が低下して消耗する状態では，BCAA が筋肉量維持と食欲の改善に効果を発揮する可能性が高い。

　一方，スポーツにおける減量やダイエットにおいて絶食が続いた場合には飢餓感が高まるが，そのような場合に BCAA サプリメントを摂取するとその飢餓感を軽減できることが経験的にわかっている。このような場合の食欲のコントロールにも BCAA は応用できそうである。

女性の性周期とホルモン

典型的な女性の性周期と主な女性ホルモンの血中濃度を図コラム 6-3 に示した。

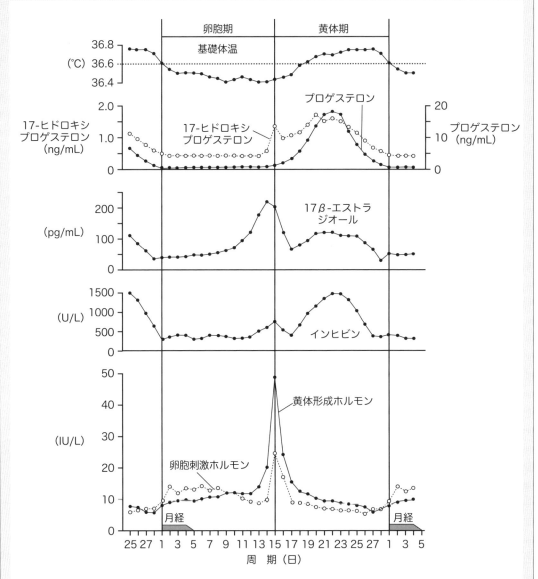

図コラム 6-3　ヒト女性の正常月経周期における基礎体温と血漿ホルモン濃度
（文献 24 より引用）

4. 貧　血

　貧血は，鉄の不足により赤血球数やヘモグロビン量が減少する症状である。鉄は，酸素の輸送や有酸素性エネルギー代謝に必須のミネラルであるため，貧血状態になると運動能力が低下する。もし女性アスリートの競技成績や能力が低下した場合には，まず貧血を疑う必要があるといわれるほどである。貧血であるか否かは，血中のヘモグロビン濃度を測定することにより判定できる。その濃度の正常値の下限は，成人女性で 12 g/dL（妊婦 11 g/dL，成人男性 13 g/dL）であり，これらの値よりも低いヘモグロビン値を貧血とする。

　女性アスリートでは，運動による貧血に加えて月経により貧血が促進されるので，貧血に対して十分な対処が必要である。トレーニング期間中には，とくに鉄を含む食品（動物の肝臓や赤身の肉など）の摂取を心がけるべきである。また，ヘモグロビンは鉄とタンパク質より形成されるのでタンパク質も十分に摂取すべきである。

　ダイエットは貧血を促進する可能性が高いので，とくに注意が必要である。なぜならば，栄養素として吸収されやすい鉄は，動物の肝臓や肉などのカロリーの高い食品に含まれており（詳細は基礎編第 8 章を参照），ダイエット中は敬遠されやすい食品だからである。とくに**アスリートの減量時には貧血に注意しなければならない**。

参考文献

1. Halaas JL, et al. : Weight-reducing effects of the plasma protein encoded by the obese gene. Science, 269 : 475-476, 1995.
2. 佐久間康夫：肥満と生殖–摂食調節ペプチドによる生殖機能の調節．肥満研究, 7：93-97, 2001.
3. Chehab FF, et al. : Correction of the sterility defect in homozygous obese female mice by treatment with the human recombinant leptin. Nat Genet, 12 : 318-320, 1996.
4. Weimann E, et al. : Hypoleptinemia in female and male elite gymnasts. Eur J Clin Invest, 29 : 853-860, 1999.
5. American Psychiatric Association : Diagnostic and Statistical Manual of Mental Disorders IV (4th ed.). Washington DC, American Psychiatric Association, pp. 539-550, 1994.
6. Nattiv A, et al. : American College of Sports Medicine position stand. The female athlete triad. Med Sci Sports Exerc, 39 : 1867-1882, 2007.
7. 小熊祐子：摂食障害, 体重増加, 行動修正療法．In：山崎　元 監訳, エクササイズと食事の最新知識, ナップ, 東京, pp. 97-105, 1999.

コラム 6-6

運動性貧血（スポーツ貧血）

　一般に運動は造血機能を高めるとされているが，運動習慣のない人が過剰な運動をしたときや，高強度の運動を行うアスリートでは赤血球やヘモグロビンが減少することが知られている。これを運動性貧血もしくはスポーツ貧血と呼んでいる。激しい運動により身体にかかる衝撃が，赤血球を破壊し溶血するために貧血が起こるようであるが，鉄欠乏状態の赤血球は破壊されやすいことがわかっているので，鉄欠乏が運動性貧血を促進するのであろう。

8. 福岡秀興：胎内低栄養環境と成人病素因の形成．日本産科婦人科学会雑誌，60：N300-N305, 2008.

9. Hanson MA, Gluckman PD : Early developmental conditioning of later health and disease: physiology and pathophysiology. Physiol Rev, 94 : 1027-1076, 2014.

10. Ravelli GP, et al. : Obesity in young men after famine exposure in utero and early infancy. N Engl J Med, 295 : 349-353, 1976.

11. Barker DJ, Osmond C : Infant mortality, childhood nutrition, and ischaemic heart disease in England and Wales. Lancet, 1(8489) : 1077-1081, 1986.

12. Godfrey KM, Barker DJ : Fetal nutrition and adult disease. Am J Clin Nutr, 71 : 1344S-1352S, 2000.

13. Lucas A : Programming by early nutrition in man. Ciba Found Symp, 156 : 38-50, 1991.

14. Hackney AC, et al. : The effect of sex steroid hormones on substrate oxidation during prolonged submaximal exercise in women. Jpn J Physiol, 50 : 489-494, 2000.

15. Gietzen DW, et al. : Molecular mechanisms in the brain involved in the anorexia of branched-chain amino acid deficiency. J Nutr, 131 : 851S-855S, 2001.

16. Marchesini G, et al. : Nutritional supplementation with branched-chain amino acids in advanced cirrhosis : a double-blind, randomized trial. Gastroenterology, 124 : 1792-1801, 2003.

17. Hiroshige K, et al. : Oral supplementation of branched-chain amino acid improves nutritional status in elderly patients on chronic haemodialysis. Nephrol Dial Transplant, 16 : 1856-1862, 2001.

18. Zderic TW, et al. : Glucose kinetics and substrate oxidation during exercise in the follicular and luteal phases. J Appl Physiol, 90 : 447-453, 2001.

19. Campbell SE, et al. : Glucose kinetics and exercise performance during phases of the menstrual cycle : effect of glucose ingestion. Am J Physiol, 281 : E817-E825, 2001.

20. Lamont LS, et al. : Menstrual cycle and exercise effects on protein catabolism. Med Sci Sports Exerc, 19 : 106-110, 1987.

21. Stuart M, et al. : Gender differences in leucine kinetics and nitrogen balance in endurance athletes. J Appl Physiol, 75 : 2134-2141, 1993.

22. Lamont LS, et al. : Gender differences in leucine, but not lysine, kinetics. J Appl Physiol, 91 : 357-362, 2001.

23. Lamont LS : Gender differences in amino acid use during endurance exercise. Nutr Rev, 63 : 419-422, 2005.

24. 佐藤昭夫：生殖腺：生殖系の発達と機能．In：星　猛 他 共訳，医科生理学展望（原書17版），丸善，東京，pp. 415-454, 1996.

25. Obayashi M, et al. : Estrogen controls branched-chain amino acid catabolism in female rats. J Nutr, 134 : 2628-2633, 2004.

第7章

トレーニング期と試合期の食事

　トレーニング期は，体づくりが中心となるので，それに適した食事とそのとり方が重要となる。一方，試合期の食事では，主に体調の調整とスタミナづくりが中心となるだろう。「体づくり（第1章）」および「スタミナづくり（第2章）」についてはそれぞれの章を参考にしていただくことにして，ここではそれぞれの期間の食事のとり方の注意点を述べることにする。ここで記載したよりもさらに詳細な点は，文献1を参考にしていただきたい。

1. トレーニング期の食事

　それぞれのスポーツにはシーズンがありシーズンオフがある。シーズンにおける成績の良し悪しは，シーズン中のトレーニングやコンディショニングによる影響を受けるが，それと同様にシーズンオフに行う体づくりのためのトレーニングの効果も反映される。したがって，シーズンオフに組まれる長期の合宿練習時の食事は，合宿のトレーニング効果を左右し，シーズン中の成績を支配する重要な要素となる。トレーニング期の食事計画は，練習計画に応じて変化させることが必要である。すなわち，練習計画に従いトレーニングの内容は変わるので，練習量の変化に応じて食事の総カロリー量を加減したり，疲労の程度に応じて食事の内容を変えるなどの配慮が必要である。また，練習が厳しくなると精神的ストレスが増加するので，それを解消するような心理的効果を考えた食事も必要となる。したがって，アスリートの肉体と精神のコンディショニングや練習計画の流れをよくつかんだうえで，栄養のバランスのよい献立を立てることが大切である。

　アスリートの健康管理で大切なことは，体重の動きに注意することである。練習で消費するエネルギーを十分補う食事をとっているか否かは，体重によく反映される。体脂肪が少ないアスリートのカロリーが不足した場合は，その不足のカロリーを筋肉タンパク質に求めることになり筋肉崩壊をまねく。カロリー不足を防ぐために，1日1回，定時に体重測定を行うことが，食事管理の大切なポイントである。トレーニング期には多量のカロリーを必要とする場合が多いので，かさばらずにカロリー

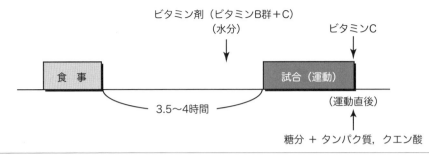

図 7-1　試合期の食べ方
（文献 1 を参考に作成）

を多くとれる脂肪の多い食事（高脂肪食）を用いる場合が多い。

　さらに，マネージャーやコーチは，食事時間以外に食べられる間食についても，アスリートに十分な指導をする必要がある。アイスクリームや清涼飲料水が体脂肪を増やし身体の組成に問題を引き起こしたり，スタミナに悪影響を及ぼすことがあるからである（第 2 章参照）。疲労の回復や精神的リラックスをねらった間食やサプリメントを用意し，自己規制された食生活を営むことが大切である。

2.　試合期の食事

　長期のトレーニングで養ってきた体力と技術を最大限に発揮するために，試合当日の食事に次のような配慮が必要である（図 7-1）。なお，アミノ酸サプリメントについてはここに示していないが，運動と関係するその摂取法は第 1 章（図 1-9）を参照していただきたい。

1)　試合中の物質代謝を合成から分解に傾けておくために，試合前 3.5 ～ 4 時間は絶食を保つ。
2)　試合前の食事はかさばらず，消化吸収がよく，普段食べ慣れた温かい食事とする。
3)　牛乳やごぼう（食物繊維を多量に含む野菜）などの腸内ガスを多量に発生する食べ物を制限する。
4)　試合の 30 分～ 1 時間前頃にビタミン C や他の水溶性ビタミンの複合剤を摂取する。
5)　試合中に水分を摂取しにくい運動であれば，試合の 30 分～ 1 時間前頃に水分をとっておく。
6)　試合が終了した直後に，ブドウ糖に加えてタンパク質やクエン酸を摂取し，肝臓や筋肉でのグリコーゲンの回復を図る。さらに，試合期間中の食事としてはグリコーゲンの蓄積を促進するために高糖質食を摂取する。

　試合や練習で最高のプレーを発揮するためには，食べ物や飲み物をどのようなタイミングでとるとよいかを慎重に考えることが大切である。これらを決める場合には，第 2 章で述べたような科学的証拠をもとにして，さらに個人差を考慮に入れて決定すべきであろう。あらかじめトレーニング期間に試行錯誤して，食べ物や飲み物の種類と摂取タイミングを決定しておくべきである。

参考文献

1. 鈴木正成：食事・スナックとトレーニングのタイミングを考える．臨床スポーツ医学, 26（臨時増刊号）：343-363, 2009.

基礎編

第8章

栄養素とその機能

　ヒトや動物は，生命の維持および生命活動のために栄養素を食物として摂取する。栄養素には，タンパク質，糖質（炭水化物），脂質，無機質，ビタミンの5群があり，これらを5大栄養素という。このなかで，摂取量の多いタンパク質，糖質，脂質の3つを3大栄養素という。栄養素の生体内での役割は次の3つに分けられる。①エネルギー源，②身体の構成成分，③生体内反応の円滑な進行および生体内環境の調節である。本章では，各栄養素の特徴や機能などについて概説するが，とくに3大栄養素について詳しく解説する。

　なお，各栄養素の推定平均必要量および推奨量は，付録「日本人の食事摂取基準（2020年版）」に記載されている数値を引用した。さらにその詳細な数値については付録を参照していただきたい。

1. タンパク質・アミノ酸

　タンパク質は，アミノ酸より構成される生体の主要構成成分である。また，生体内反応の触媒として機能している酵素や一部のホルモンなどもタンパク質でできているので，生体を構成する成分としてのみならず，生体内の代謝調節や恒常性を保つためにも機能している。したがって，タンパク質は生命現象を支える中心的な生体成分であるといえる。

　タンパク質は，糖質や脂質と異なり，その主要成分として窒素（N）を含む点に大きな特徴がある。ヒトを含めて動物は，一部のアミノ酸を体内では合成できないので，それらを食物として摂取しなければならない。すなわち，ヒトは体内で合成できないアミノ酸やその他のアミノ酸の合成に必要な窒素の供給源として，タンパク質を摂取しているといえる。

1.1　タンパク質を構成するアミノ酸

　タンパク質を構成する最小単位はアミノ酸である。アミノ酸の構造の特徴は，図8-1に示すように分子内にアミノ基（$-NH_2$）とカルボキシル基（$-COOH$）をもつ点にあり，それらが**ペプチド結合**（図

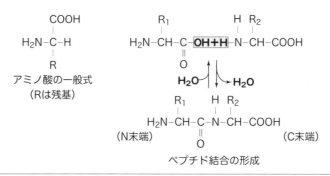

図 8-1　アミノ酸の一般式とペプチド結合

8-1）することによりアミノ酸が連結され，タンパク質を構成する。したがって，タンパク質はポリペプチドとも呼ばれる。ポリペプチドの末端には，アミノ基が遊離のアミノ末端（N 末端）とカルボキシル基が遊離のカルボキシ末端（カルボキシル末端：C 末端）が存在する。

　自然界には数百種類のアミノ酸が存在するが，タンパク質合成に必要なアミノ酸は 20 種類（表8-1）のみである。タンパク質中の一部のアミノ酸（プロリンやリシンなど）は，タンパク質合成後に残基の修飾を受けることがある。この場合，タンパク質を構成しているアミノ酸は 20 種類以上になる。

1.2　タンパク質の合成と分解
　体内ではタンパク質代謝が活発に行われており，タンパク質の合成と分解が絶えず繰り返されている。細胞内および体内のタンパク質の貯留もしくは損失は，タンパク質の合成と分解のバランスに依存している。ヒトの成長における組織の増殖では，タンパク質合成が増加すると同時に分解が減少する。一方，運動トレーニングによる筋肥大のような場合にはタンパク質合成と分解が同時に増加するが，分解よりも合成が上まわるため筋肉が肥大する結果となる。

1.2.1　タンパク質合成
　生体内におけるタンパク質の合成は，遺伝情報物質である DNA の情報をメッセンジャー RNA（mRNA）に転写し，mRNA の情報を翻訳することにより達成される。この一連の流れは**セントラルドグマ（中心教義）**（図 8-2）と呼ばれ，一部の例外を除いて，バクテリアから哺乳動物にいたるまで同様な様式で DNA の情報によりタンパク質が合成されている。細胞内で実際にタンパク質が合成される部位は，主に細胞核の周辺であり，リボソームと呼ばれる小器官である。

　タンパク質合成は，リボソームに mRNA が結合することにより開始される。mRNA の塩基配列は，3 つずつの塩基よりなるコドンによりアミノ酸を指定している（表 8-2）。mRNA は 4 種類の塩基〔アデニン（A），グアニン（G），シトシン（C），ウラシル（U）〕より構成されており，合計で 64 種類のコドンが存在する。コドンにより指定されるアミノ酸が，トランスファー RNA（tRNA）によりリボソーム-mRNA 複合体に運搬され，そこでアミノ酸が連続的に結合（ペプチド結合）されることによりタンパク質が合成される。これらのタンパク質合成の詳細については，他の生化学のテキストを

名　称 略　語	構　造	名　称 略　語	構　造
脂肪族アミノ酸		**酸性アミノ酸およびその酸アミド**	
グリシン glycine Gly	H–$\overset{NH_2}{\underset{}{CH}}$–COOH	アスパラギン酸 aspartic acid Asp	HOOC–CH$_2$–$\overset{NH_2}{\underset{}{CH}}$–COOH
アラニン alanine Ala	CH$_3$–$\overset{NH_2}{\underset{}{CH}}$–COOH	アスパラギン asparagine Asn	H$_2$N–CO–CH$_2$–$\overset{NH_2}{\underset{}{CH}}$–COOH
バリン valine Val	CH$_3$–$\overset{CH_3}{\underset{}{CH}}$–$\overset{NH_2}{\underset{}{CH}}$–COOH	グルタミン酸 glutamic acid Glu	HOOC–CH$_2$–CH$_2$–$\overset{NH_2}{\underset{}{CH}}$–COOH
ロイシン leucine Leu	CH$_3$–$\overset{CH_3}{\underset{}{CH}}$–CH$_2$–$\overset{NH_2}{\underset{}{CH}}$–COOH	グルタミン glutamine Gln	H$_2$N–CO–CH$_2$–CH$_2$–$\overset{NH_2}{\underset{}{CH}}$–COOH
イソロイシン isoleucine Ile	CH$_3$–CH$_2$–$\overset{CH_3}{\underset{}{CH}}$–$\overset{NH_2}{\underset{}{CH}}$–COOH	**含硫アミノ酸**	
（ヒドロキシアミノ酸）		メチオニン methionine Met	CH$_3$–S–CH$_2$–CH$_2$–$\overset{NH_2}{\underset{}{CH}}$–COOH
セリン serine Ser	HO–CH$_2$–$\overset{NH_2}{\underset{}{CH}}$–COOH	システイン cysteine Cys	HS–CH$_2$–$\overset{NH_2}{\underset{}{CH}}$–COOH
トレオニン threonine Thr	CH$_3$–$\overset{OH}{\underset{}{CH}}$–$\overset{NH_2}{\underset{}{CH}}$–COOH	**芳香族アミノ酸**	
塩基性アミノ酸		フェニルアラニン phenylalanine Phe	⬡–CH$_2$–$\overset{NH_2}{\underset{}{CH}}$–COOH
リシン lysine Lys	H$_2$N–CH$_2$–CH$_2$–CH$_2$–CH$_2$–$\overset{NH_2}{\underset{}{CH}}$–COOH	チロシン tyrosine Tyr	HO–⬡–CH$_2$–$\overset{NH_2}{\underset{}{CH}}$–COOH
アルギニン arginine Arg	H$_2$N–$\overset{NH}{\underset{}{C}}$–NH–CH$_2$–CH$_2$–CH$_2$–$\overset{NH_2}{\underset{}{CH}}$–COOH	トリプトファン tryptophan Trp	CH$_2$–$\overset{NH_2}{\underset{}{CH}}$–COOH
ヒスチジン histidine His	HC=C–CH$_2$–$\overset{NH_2}{\underset{}{CH}}$–COOH	**イミノ酸**	
		プロリン proline Pro	H$_2$C $\overset{CH_2–NH}{\underset{CH_2–CH–COOH}{}}$

表 8-1　タンパク質を構成するアミノ酸

構造の太字の部分はアミノ酸に共通。

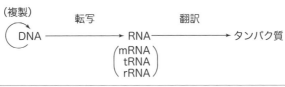

図 8-2　セントラルドグマ

表8-2　コドンと指定されるアミノ酸

第1塩基	第2塩基							
	U		**C**		**A**		**G**	
U	UUU UUC	Phe フェニルアラニン	UCU UCC UCA UCG	Ser セリン	UAU UAC	Tyr チロシン	UGU UGC	Cys システイン
	UUA UUG	Leu ロイシン			UAA UAG	終止	UGA	終止
							UGG	Trp トリプトファン
C	CUU CUC CUA CUG	Leu ロイシン	CCU CCC CCA CUG	Pro プロリン	CAU CAC	His ヒスチジン	CGU CGC CGA CGG	Arg アルギニン
					CAA CAG	Gln グルタミン		
A	AUU AUC AUA	Ile イソロイシン	ACU ACC ACA ACG	Thr トレオニン	AAU AAC	Asn アスパラギン	AGU AGC	Ser セリン
	AUG	Met メチオニン（開始）			AAA AAG	Lys リシン	AGA AGG	Arg アルギニン
G	GUU GUC GUA GUG	Val バリン	GCU GCC GCA GCG	Ala アラニン	GAU GAC	Asp アスパラギン酸	GGU GGC GGA GGG	Gly グリシン
					GAA GAG	Glu グルタミン酸		

・コドンは RNA の 5' 末端→3' 末端の方向に記載される（5' と 3' 末端とは，RNA リボース分子の 5' 炭素または 3' 炭素にリン酸のみが結合しているそれぞれの末端を意味する）。
・コドンの第 1 塩基と第 2 塩基はアミノ酸の指定に重要であり，第 3 塩基はさほど重要な役割をもたない。
・多くのアミノ酸は 2 つ以上のコドンによって指定されているが，メチオニン（Met）とトリプトファン（Trp）は 1 つのコドンのみに指定されている。
・メチオニンは翻訳開始コドンであり，終止コドンはアミノ酸を指定せず翻訳を終了するコドンである。

参照していただきたい。

　タンパク質合成はきわめて複雑な過程であり，リボソーム，mRNA，tRNA ばかりでなく，多くのタンパク質合成開始因子（eukaryotic initiation factor：eIF）や伸長因子（eukaryotic elongation factor：eEF）が関与している。また，多くのエネルギーを必要とする反応系である。

1.2.2　タンパク質分解

　細胞内におけるタンパク質の分解では，種々のタンパク質分解機構により，タンパク質が短いペプチドにまで分解される。タンパク質（ペプチド）内部のペプチド結合に作用し，ペプチドを分断する酵素は**エンドペプチダーゼ**と呼ばれる。この酵素により生成されるペプチドは，アミノ末端からの分解を触媒する**アミノペプチダーゼ**と，カルボキシ末端からの分解を触媒する**カルボキシペプチダーゼ**により，単一のアミノ酸にまでさらに分解される。

　現在知られている主なタンパク質の分解機構として，以下の 3 つの系が存在する。

1) **オートファジー/リソソーム系**：リソソームは，種々の分解酵素を含む細胞内小器官である。タンパク質分解酵素としては，主にカテプシンと呼ばれる酵素が知られており，ATP に非依存的にタンパク質を分解する。リソソームは，エンドサイトーシス（細胞膜の陥入や突出による小胞形成を介して細胞外から細胞内へ物質を取り込む飲食作用のこと）により細胞に取り込まれたタンパク質の分解や，オートファジー（細胞内の粗面小胞体の一部が細胞の成分を取り囲んでリソソームと融合することにより細胞内小器官を分解する作用のこと）において重要な役割を果たしている。

2) **ユビキチン/プロテアソーム系**：この系は組織に広く分布しており，標的とするタンパク質に 76 個のアミノ酸からなるユビキチンと呼ばれる低分子タンパク質を ATP 依存的に結合（ユビキチン化）し，加水分解するタンパク質を決定する。この機構により，細胞内で不要となったタンパク質の特異的分解や異常タンパク質の非常に速い代謝回転が可能となっている。

3) **Ca^{2+} 依存タンパク質分解酵素（カルパイン）系**：カルシウムによって活性化されるタンパク質分解酵素（カルパイン）系である。この系は，細胞膜やミクロフィラメント構造のタンパク質分解に重要な役割を果たしており，とくに筋原線維タンパク質の最初の分解を触媒し，その代謝回転において中心的な役割を果たしている。

1.3　タンパク質代謝に対する摂食と絶食の影響

　食事を摂取した後の栄養素を吸収している時期と，次の食事を摂取する前のある程度の絶食状態では，体内のタンパク質代謝はかなり異なる。

　摂食後ではタンパク質が腸管内で分解されてアミノ酸となって吸収され，それらのアミノ酸は門脈を経てまず肝臓に送られ，その後に全身に輸送される。したがって，食後では血中のアミノ酸濃度は上昇し，筋肉などの種々の組織におけるタンパク質合成を促進する。タンパク質合成の調節はきわめて複雑であるため，まだ十分には明らかにされていないが，ロイシンが強いタンパク質合成促進作用をもつことが明らかにされている（コラム 1-2 参照）。また，タンパク質と同時に糖質を摂取すると血糖値が上昇し，それにより膵臓からのインスリン分泌が促進される。インスリンは，組織へのアミノ酸吸収を促進し，タンパク質合成の促進とタンパク質分解の抑制を引き起こす。したがって，食事による血中アミノ酸濃度の上昇とインスリン作用の両者により体タンパク質合成が促進される。

　一方，食後数時間が経過すると，摂食により上昇した血中インスリン濃度やアミノ酸濃度はもとにもどり，摂食による影響は消失する。さらに時間が経過すると**絶食**の影響が現れるようになる。1 日のうちで最も絶食が長いのは一般的に朝の起床時であり，前夜の夕食からおよそ 10 時間前後の絶食状態になる。この状態では，血糖は低下傾向を示し，肝臓において糖新生が促進される。この状態では体タンパク質およびアミノ酸の分解が促進され，一部のアミノ酸はエネルギー源として利用されるばかりでなく，糖新生の材料としても利用される。すなわち，絶食時間が長い場合には体タンパク質およびアミノ酸の分解が促進される。

1.4　アミノ酸プール

　身体の組織のタンパク質は絶えず分解と合成が繰り返されている。体全体で考えると，成人で 1

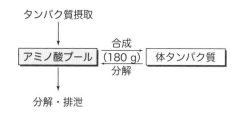

図 8-3　アミノ酸プール
数値は体重 60 kg の成人の場合。2015 年版
日本人の食事摂取基準（付録参照）によれば，
成人の 1 日のタンパク質必要量は，男女とも
0.66 g/kg 体重と算出されている。
（文献 1 よりデータを引用）

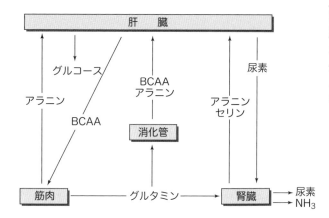

図 8-4　臓器間のアミノ酸輸送
臓器間のアミノ酸輸送（交換）においてアラ
ニンが中心的な役割を果たしている。また，
分岐鎖アミノ酸（BCAA）は筋肉におけるア
ミノ基の供給源として重要である。
（文献 1 より改変して引用）

日に約 3 g/kg 体重のタンパク質が合成されていると報告されており，この合成量は窒素平衡（「1.6
タンパク質の栄養価」参照）の状態にあるならばタンパク質分解量と等しいはずである。したがって，
60 kg 体重の成人では 1 日に 180 g のタンパク質の合成と分解が繰り返されている（図 8-3）。
　体内にはタンパク質としてではなく遊離のアミノ酸が存在する。この**遊離アミノ酸**の量は一定であ
り，それは**アミノ酸プール**と呼ばれる（コラム 1-3 参照）。この遊離アミノ酸は，アミノ酸代謝およ
びタンパク質合成に重要な役割を果たしていると考えられている。骨格筋は 1 kg あたり 3 ～ 5 g の
遊離アミノ酸を含むといわれており [2]，この遊離アミノ酸は体内の総アミノ酸プール量の 50％ 以上
を占めるとされている。

1.5　アミノ酸代謝の臓器特異性

　アミノ酸代謝における主要臓器は，小腸，肝臓，腎臓，および筋肉であるが（図 8-4），これらの
臓器間でその代謝はかなり異なっている。すなわち，アミノ酸代謝には臓器特異性が存在する。
　腸は，グルタミンとグルタミン酸を最も多く代謝する臓器である。腸から吸収されたグルタミンの
半分以上とほとんどのグルタミン酸は，腸粘膜組織で代謝され，酸化されるか他のアミノ酸（アラニ
ンなど）の生成に利用される。
　肝臓は，腸より吸収されたアミノ酸が門脈を経て直接運び込まれるので，この臓器はアミノ酸代謝
の重要な臓器である。肝臓は分岐鎖アミノ酸（BCAA：ロイシン，イソロイシン，バリン）以外のほ
とんどのアミノ酸を代謝できる。肝臓において BCAA の代謝が少ないのは，BCAA 代謝（図 9-13 参照）
の最初の酵素である BCAA アミノ基転移酵素がほとんど発現していないためである。小腸において
も，BCAA 代謝の第 2 番目の酵素（分岐鎖 α-ケト酸脱水素酵素複合体）活性が低いため，BCAA の

表 8-3　タンパク質を構成する主要なアミノ酸

必須アミノ酸（9 種類）			非必須アミノ酸（11 種類）		
ロイシン*	(Leu)	〔L〕	アスパラギン	(Asn)	〔N〕
イソロイシン*	(Ile)	〔I〕	アスパラギン酸*	(Asp)	〔D〕
バリン*	(Val)	〔V〕	アラニン*	(Ala)	〔A〕
トレオニン	(Thr)	〔T〕	アルギニン	(Arg)	〔R〕
トリプトファン	(Trp)	〔W〕	グリシン	(Gly)	〔G〕
フェニルアラニン	(Phe)	〔F〕	グルタミン	(Gln)	〔Q〕
メチオニン	(Met)	〔M〕	グルタミン酸*	(Glu)	〔E〕
リシン	(Lys)	〔K〕	システイン	(Cys)	〔C〕
ヒスチジン	(His)	〔H〕	セリン	(Ser)	〔S〕
			チロシン	(Tyr)	〔Y〕
			プロリン	(Pro)	〔P〕

（　　）内にアミノ酸の 3 文字表記，〔　　〕内に 1 文字表記を示した。太字は分岐鎖アミノ酸（BCAA），*：筋肉で分解されるアミノ酸。

分解量は少ないと考えられる。したがって，腸から吸収された BCAA は肝臓を通過し全身の組織に運ばれる。

　骨格筋で代謝されるアミノ酸は，基本的に 3 種類の BCAA とアラニン，アスパラギン酸，グルタミン酸の 6 種類であるとされている。BCAA の窒素は，アラニンやグルタミンとして骨格筋より放出される。

　腎臓は，グルタミナーゼの作用により，グルタミンよりグルタミン酸とアンモニア（NH_3）を生成して，アンモニアを尿中に排泄する。また，このアンモニアは体液の酸-塩基平衡の調節にも用いられる。すなわち，代謝性アシドーシスではこのアンモニアの生成は増加し，代謝性アルカローシスでは逆に減少する。また，腎臓はグリシンからセリンを合成して放出する。セリンは肝臓と末梢組織に取り込まれる。

1.6　タンパク質の栄養価

1.6.1　必須アミノ酸

　ヒトが必要とするアミノ酸は，タンパク質合成に必要な 20 種類のアミノ酸である。これらのうち，9 種類のアミノ酸は体内で合成することができないので，**必須（不可欠）アミノ酸**と呼ばれる。成人の必須アミノ酸は表 8-3 に示す 9 種類である。

　必須アミノ酸以外の 11 種類のアミノ酸（表 8-3）は，**非必須（可欠）アミノ酸**と呼ばれ，必須アミノ酸があれば体内で合成される。

　必須アミノ酸と非必須アミノ酸の分け方は，あくまでも栄養学的な分類であり，個々のアミノ酸の体内における生理的重要性を表わすものではない。たとえば，BCAA のように必須アミノ酸である

が筋肉である程度エネルギー源として利用されるアミノ酸もあれば，グルタミン酸のように脳内における神経伝達物質として重要な役割を果たしている非必須アミノ酸もある。

1.6.2　窒素出納

体内の組織を構成するタンパク質は絶えず合成と分解が繰り返されており，そこで生成されたアミノ酸の一部はさらに分解されて**窒素（アンモニア）**を放出することになる。ヒトの体内の窒素はほとんどがタンパク質由来である。また，食事から摂取したタンパク質やアミノ酸も過剰なものは分解されて窒素を放出する。したがって，食事による窒素の摂取量と，糞便や尿および汗への窒素の排泄量（大部分の窒素排泄は尿中である）の差を**窒素出納**（nitrogen balance）といい，これに基づいてタンパク質の栄養価を評価する方法が**窒素出納法**である。窒素出納の値（摂取窒素－損失窒素）がプラス（正）の場合は体内に窒素が貯留されたことを示し，マイナス（負）の場合は窒素の損失を意味する。

成長期，妊娠期やスポーツ（トレーニング）による筋肉の増加期には窒素出納値は正になり，一方，異化作用を促進する副腎皮質ホルモン（グルココルチコイド）の分泌増加，インスリン分泌の低下，飢餓状態，および強制的安静状態を維持した場合などには窒素出納値は負になる。正常な成人の窒素出納はゼロであり，窒素の摂取と損失が等しい状態である。この状態を**窒素平衡**（nitrogen equilibrium）の状態と呼ぶ。正常な成人が過剰なタンパク質を摂取しても，それらは脱アミノされて窒素が排泄されるので，窒素平衡の状態になる。

1.6.3　アミノ酸の補足効果

食品タンパク質に**制限アミノ酸**がある場合（コラム 8-1 参照），そのアミノ酸を食品に添加することにより，食品タンパク質の栄養価を改善することができる。これがアミノ酸の補足効果である。実際に，制限アミノ酸を補足することで，そのタンパク質を与えた動物の成長が改善される。

制限アミノ酸として知られているものは，穀類タンパク質中ではリシンとトレオニン，豆類タンパク質中ではメチオニン，トリプトファンである。ヒトの食事では，これらの食品を組み合わせて摂取することによりアミノ酸の補足効果が得られている。

一方，アミノ酸の補足効果は，タンパク質の栄養価を改善する有用な方法であるが，特定のアミノ酸を過剰に摂取することにより害作用（成長の低下など）が現れることがある。これが**アミノ酸インバランス**の現象である。一例として，複数の制限アミノ酸（リシンとトリプトファンなど）をもつ食餌タンパク質だけ含む餌を動物に与えて飼育した場合，その動物はそのアミノ酸組成に見合った低い成長率を示すが，この餌にトリプトファン以外の制限アミノ酸（リシン）を添加すると，成長率は改善するどころか逆に低下することがある[1]。この理由として，トリプトファンはタンパク質合成のほかにナイアシン合成にも利用されており，リシンの添加はトリプトファンをタンパク質合成に多く利用するようになりナイアシン欠乏を起こすことがあげられている。

アミノ酸インバランスと類似した言葉で**アミノ酸アンバランス**という言葉がある。これは，タンパク質のアミノ酸の組成がヒトの必要とするバランスと異なり栄養価が低いことを指す。

アミノ酸価（アミノ酸スコア）

　タンパク質を食品として摂取する場合，その成分である必須アミノ酸組成がヒトの必要とするアミノ酸バランスに近く，なおかつ十分に消化されるものであれば，栄養価の高い優れたタンパク質であるといえる。タンパク質の栄養価を評価する化学的評価法の 1 つとして，アミノ酸価（アミノ酸スコア）がある。この方法は，基準となる必須アミノ酸含量のパターン（アミノ酸評点パターン）とそれぞれの食品タンパク質の必須アミノ酸パターンを比較して，その食品のタンパク質栄養価を評価する方法である。アミノ酸評点パターンとしてはこれまでに種々のものが報告され，1973 年に FAO / WHO（食糧農業機関/世界保健機関）が提示したものと，1985 年に FAO / WHO / UNU（国連大学）が提示したものがよく知られているが，これらの数値を推奨するためにはさらに研究が必要であることが付け加えられた。このように，アミノ酸評点パターンは年代とともに変化してきた。

　近年では，ヒトのアミノ酸必要量を推定する方法として安定同位元素（^{13}C）で標識したアミノ酸を用いたトレーサー法が用いられるようになり，その測定精度が高まっていると判断される。2007 年に FAO / WHO / UNU は，成人および乳児・児童（年代別）の必須アミノ酸推定平均必要量から評点パターンを報告した。この最新の報告で示された評点パターンは，今後わが国でも使用されると推察されるので，表コラム 8-1 に示した。

　食品タンパク質の各アミノ酸含量を，それらの評点パターンと比べて，それよりも低い値のアミノ酸を制限アミノ酸と呼ぶ。その比率（各必須アミノ酸量/評点パターンの当該アミノ酸量のパーセンテージで表わされる）が最も小さいものを第 1 制限アミノ酸，それに次ぐものを順次第 2，第 3 制限アミノ酸と呼ぶ。制限アミノ酸を含むタンパク質は，その不足した必須アミノ酸の制限のために栄養価が低くなる。一般的に，動物性タンパク質ではアミノ酸価が 100（制限アミノ酸を含まない）のものが多いが，植物性タンパク質では制限アミノ酸を含むものが多い。

表コラム 8-1　2007 年 FAO / WHO / UNU から報告された最新のアミノ酸評点パターン

アミノ酸	タンパク質当たりの必須アミノ酸（mg / g タンパク質）					
	0.5 歳	1 〜 2 歳	3 〜 10 歳	11 〜 14 歳	15 〜 18 歳	成　人
ヒスチジン	20	18	16	16	16	15
イソロイシン	32	31	31	30	30	30
ロイシン	66	63	61	60	60	59
リシン	57	52	48	48	47	45
含硫アミノ酸（メチオニン＋システイン）	28	26	24	23	23	22
芳香族アミノ酸（フェニルアラニン＋チロシン）	52	46	41	41	40	38
トレオニン	31	27	25	25	24	23
トリプトファン	8.5	7.4	6.6	6.5	6.3	6.0
バリン	43	42	40	40	40	39

（文献 1 より引用）

表 8-4　単糖類におけるアルドースとケトース		
糖質の分類	アルドース	ケトース
三炭糖（$C_3H_6O_3$）	グリセロース	ジヒドロキシアセトン
四炭糖（$C_4H_8O_4$）	エリスロース	エリスルロース
五炭糖（$C_5H_{10}O_5$）	リボース	リブロース
六炭糖（$C_6H_{12}O_6$）	グルコース	フルクトース

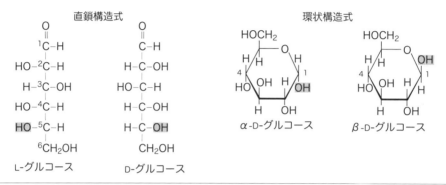

図 8-5　グルコースの直鎖構造式（L 型，D 型）と環状構造式（α 型，β 型）
（文献 3 より引用）

1.6.4　タンパク質の食事摂取基準

　健康な成人の 1 日のタンパク質の推定平均必要量は，男女とも体重 1 kg あたり 0.66 g/kg 体重とされている。体重 70 kg の人で約 46 g である。また，その推奨量は男性で 60 ～ 65 g，女性で 50 g である。さらに，発育期の乳幼児，児童，妊婦などではその数値が異なる。

　食品から摂取するタンパク質は，動物性タンパク質と植物性タンパク質に大別することができる。動物性タンパク質は，アミノ酸組成がヒトのタンパク質と類似していることから，体タンパク質の合成に必要なアミノ酸をバランスよく含んでいる（図 1-6）。したがって，動物性タンパク質は植物性タンパク質より栄養価が高い。

2.　糖質（炭水化物）

　糖質は，$(CH_2O)_n$ の化学式で表わされるものが多く，広義には炭水化物と同じであるが，狭義には炭水化物から食物繊維を除いたエネルギー源として重要な炭水化物を指す。今日では，ポリアルコールのアルデヒド，ケトン，酸，さらにポリアルコール自身やそれらの誘導体，縮合体なども含めて糖質（あるいは炭水化物）と呼ぶ。以下には，生理的に重要な糖質について述べる。

図 8-6　グリセロース（グリセルアルデヒド）の L 型と D 型異性体

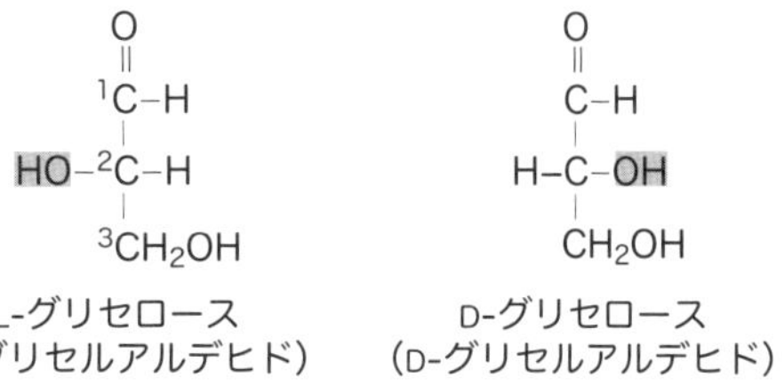

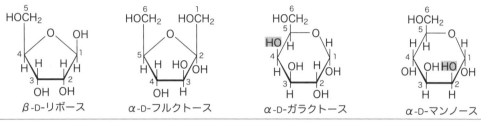

図 8-7　リボース，フルクトース，ガラクトースとマンノースの構造
ガラクトースとマンノースの影をつけた水素基の位置がグルコースの構造と異なる。
（文献 3 より引用）

表 8-5　重要な六炭糖	
六炭糖	原　料
D-グルコース	デンプン，ショ糖，果汁，乳糖，麦芽糖，グリコーゲン
D-フルクトース	果汁，ショ糖，イヌリン
D-ガラクトース	乳糖
D-マンノース	植物マンナン，ゴム

2.1　糖質の分類

2.1.1　単糖類

　単糖類は，加水分解によってそれ以上簡単な構造に分解することができない糖である。その炭素数にしたがって三炭糖（トリオース）から八炭糖（トクオース）に細分される。さらに，分子中のアルデヒド基あるいはケトン基の存在により，アルドースとケトースに二分される。表 8-4 にその例を示す。

　生理的に最も重要な単糖類は**グルコース（ブドウ糖）**である。その構造を直鎖構造式と環状構造式（Howorth 式）で図 8-5 に示した。

　直鎖構造式は，糖質の構造的な異性体を説明するために一般に用いられる。この異性体は立体異性体と呼ばれるが，糖質の炭素のなかに**不斉炭素**（4 個の異なった原子あるいは原子群が結合した炭素）が存在すると，異性体ができる。三炭糖が最も単純な構造のため，グリセロースでその異性体を示すと，図 8-6 のようにアルデヒド基を上に置き，不斉炭素に結合する–OH 基の向きにより異性体を表わす。–OH 基を左側に書くと L 型であり，右側に書くと D 型である。グルコースの場合は，アルデヒド基

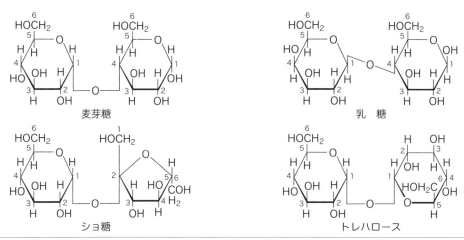

図 8-8　麦芽糖, 乳糖, ショ糖とトレハロースの構造
(文献 3 より引用)

表 8-6　重要な二糖類	
二糖類	原　料
麦芽糖	デンプンのアミラーゼ分解物, 大麦などの穀類の芽
乳　糖	ミルク
ショ糖	サトウキビおよび甜菜の糖
トレハロース	カビや酵母菌の主な糖

から最も離れた不斉炭素 (C-5 の炭素) に結合する-OH 基の左右で, L 型と D 型が決定される (図
8-5) [3]。

　グルコースの実際の構造を調べると, 環状構造をとっている (図 8-5)。グルコースは環状構造を
とることにより, C-1 の炭素がヘミアセタール (アルコールとアルデヒドの化合物) となるため, 新
たな立体異性体 (アノマー) を形成する。これをαとβで表わし, C-1 に結合する-OH を下に書く
とα型であり, 上に書くとβ型である (図 8-5)。

　多くの単糖類は生理的に重要である。三炭糖から七炭糖は, 糖の分解の過程で現れる。五炭糖のな
かでも D-リボース (図 8-7) は, 核酸および多くの補酵素の構成成分として重要である。生理的に
重要な六炭糖は, D-グルコース, D-フルクトース, D-ガラクトース, および D-マンノースである (図
8-7, 表 8-5) [3]。

2.1.2　二糖類

　二糖類とは, 2 つの単糖がグルコシド結合により結合した糖である。グルコシド結合とは, 麦芽糖(マ
ルトース) を例にすると, 2 つのグルコースのそれぞれの C-1 と C-4 の-OH 基から脱水して 2 つを
結合したものである (図 8-8)。すなわち, グルコースでは C-1 のヘミアセタールに他の糖が脱水縮
合する結合である。生理的に重要な二糖類は, 麦芽糖 (マルトース), 乳糖 (ラクトース), ショ糖 (ス

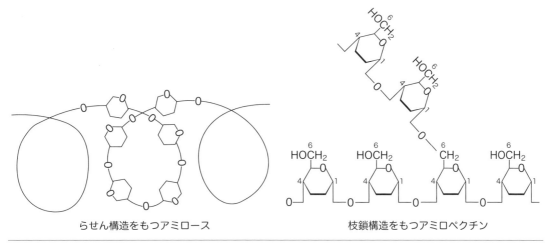

らせん構造をもつアミロース　　　　　　　　　枝鎖構造をもつアミロペクチン

図 8-9　デンプンの構造
（文献 3 より引用）

クロース），およびトレハロースである（図 8-8，表 8-6）[3]。

2.1.3　少糖類

少糖類はオリゴ糖とも呼ばれる。3 〜 6 個の単糖から構成される糖であると定義されているが，最近の複合糖質研究の発展により二糖から十糖以上のものにも適応されるようになってきており，多糖類との境界は不鮮明になりつつある。少糖類の例として，3 個のグルコースよりなるマルトトリオースがあげられる。

2.1.4　多糖類

多糖類は，6 個以上の単糖から構成される糖であり，栄養学的に重要なものが多い。

デンプンは，グルコースが α-グルコシド結合で結合されたポリマーである。α（1 → 4）結合で枝鎖がなく直線的に結合されたアミロースと，α（1 → 6）結合による枝鎖構造をもつアミロペクチンが主な成分である（図 8-9）[3]。

グリコーゲンは，動物の組織に貯蔵されている多糖であり，デンプンと同様にグルコースが枝鎖構造をとってできている（図 2-2）。分岐はデンプンよりもかなり多い。

デキストリンは，デンプンの部分加水分解物であり，デンプンを酸もしくは酵素で一部加水分解して得られる。

イヌリンは，ダリアやタンポポなどの茎や根に存在するデンプンであるが，成分はグルコースではなくフルクトースである。

セルロースは，植物の細胞骨格を形成する主な成分である。デンプンと異なり，グルコースが β（1 → 4）結合で連絡され，長い直鎖を形成する。水に不溶である。哺乳動物は，β 結合を分解する消化酵素をもたないので，セルロースを消化できない。最も一般的な食物繊維である。一方，反芻動物を含む草食動物の腸内には，β 結合を分解できる微生物が存在するので，セルロースはそれらの動

物のエネルギー源になる。

　他の多糖類として，無脊椎動物の骨格をつくるキチン〔N-アセチル-D-グルコサミンのβ（1 → 4）グルコシド結合物質〕，エラスチンやコラーゲンの結合組織タンパク質に結合して存在するグリコサミノグリカン（ムコ多糖類であり，アミノ糖とウロン酸からなる）などがある。

2.2　糖質の代謝

　糖質は，動物のエネルギー源としてきわめて重要である。そのなかでも，グルコースは最も重要な糖である。なぜならば，**グルコースは筋肉などでエネルギー源として使われるばかりでなく，脳・神経でも主要なエネルギー源とされている**からである。脳の機能を正常に保つために，血糖濃度はきわめて厳密に調節されている。長時間の運動をすると意識がもうろうとする場合があるが，これは筋肉により血糖が消費され，低血糖を引き起こすためであることが多い。一方，糖尿病になると，膵臓から分泌される血糖調節ホルモンであるインスリンの分泌が低下するか，もしくは組織のインスリン感受性が低下して，高血糖ではあるが組織におけるグルコースの利用が低下する。この場合には，慢性の全身性代謝障害を引き起こす。このように，グルコースの代謝を正常に保つことが，生命の維持には必須である。

　動物は，グルコースばかりでなく，脂肪酸やアミノ酸もエネルギー源にできる。しかし，酸素の供給がない嫌気的条件でもエネルギー（アデノシン三リン酸：ATP）をつくり出せるのは，グルコースのみである。もちろん，酸素を利用する好気的条件では，より効率よくエネルギーをつくり出せる。グルコースの代謝の詳細は第9章に記載した。

2.3　糖質の食事摂取基準

　糖質（炭水化物）の必要量は，エネルギー必要量によって決定される。糖質（炭水化物）の食事摂取基準における目標量は，総エネルギー量の50 ～ 65％とされている。

2.4　食物繊維

　食物繊維とは，ヒトの消化酵素で消化されない食物中の難消化性成分のことである。消化吸収されないために，栄養素には含められない場合もあるが，ヒトが健康な状態を長く維持するためには必須の食成分である。食物繊維は，水溶性〔海草多糖類（アルギン酸）や一部のペクチンなど〕と不溶性（セルロースやヘミセルロースなど）の成分からなり，現在ではかなりの種類が知られている。古くは体内では利用されず，他の栄養素の吸収を阻害するものとされていたが，現在では食物繊維の栄養学的評価は見直され，食物繊維摂取により便量を増加して排便を促進するばかりでなく，大腸疾患，糖尿病，高血圧，高脂血症を予防もしくは改善することがわかっている（表8-7）[4]。食事摂取基準における食物繊維の目標摂取量は，1日あたり成人男性で21 g以上，成人女性で18 g以上（65歳以上はそれぞれ20 g以上，17 g以上）である。

表 8-7　食物繊維の効果

食物繊維の作用	食物繊維の種類	主な効果
咀嚼回数の増加，飽満感の増加	SDF, IDF	肥満予防
吸水，膨潤，飽満感の持続	SDF, IDF	
過剰摂取の抑制		
胃内滞留時間の延長	SDF ＞ IDF（?）	糖尿病予防
耐糖性改善		
インスリン分泌の節約		
コレステロールミセル化の阻害	SDF ≪ IDF	動脈硬化・胆石予防
コレステロール吸収量の低下		
体内コレステロール濃度の正常化		
胆汁酸再吸収量の低下	SDF（?），IDF	
食物塊の移動速度の変化	SDF ＜ IDF	有害物質の毒性軽減
消化管ホルモンの分泌変動		
消化機能の正常化		
毒性物質による栄養素利用障害の阻止		
腸内細菌叢，胆汁酸代謝，コレステロール代謝の変動	SDF, IDF	大腸がん予防
発がん物質の産生低下（?）		
発がん物質の結合あるいは希釈		
コレステロール，胆汁および代謝産物の排泄量の増加	SDF ＜ IDF	便秘予防
排便回数の増加（便量の増加），通過時間の短縮		
なめらかな排泄		

SDF：水溶性食物繊維，IDF：不溶性食物繊維。＞，≪，＜は生理作用の強さを，（?）は作用に未知の部分があることを示す。
（文献 4 より引用）

3. 脂　質

　脂質は，生体内で代謝される成分のなかで，水に溶解しないが有機溶媒（エーテルやクロロホルムなど）には溶解する成分の総称である。脂質のうち栄養学上重要なものは，**脂肪酸，脂肪，リン脂質，ステロール類**である。栄養的な特徴は，他の栄養素に比してエネルギー値が高いことである〔1 g あたりのエネルギー量（kcal）は脂質 9，タンパク質 4，糖質 4〕。機能としては，エネルギー源として利用されるとともに，余分なエネルギーは脂肪として貯蔵される。また，生体膜の構成成分であり，ビタミンやホルモンの合成材料でもある。

脂肪酸名	化学式	融点 (℃)	慣用記号	系列	含有食品など
飽和脂肪酸					
酪酸	$CH_3(CH_2)_2COOH$	−7.9	$C_{4:0}$		バター, やし油
カプロン酸	$CH_3(CH_2)_4COOH$	−3.4	$C_{6:0}$		
オクタン酸	$CH_3(CH_2)_6COOH$	17	$C_{8:0}$		
デカン酸	$CH_3(CH_2)_8COOH$	32	$C_{10:0}$		
ラウリン酸	$CH_3(CH_2)_{10}COOH$	44	$C_{12:0}$		
ミリスチン酸	$CH_3(CH_2)_{12}COOH$	54	$C_{14:0}$		バター, やし油, 落花生油
パルミチン酸	$CH_3(CH_2)_{14}COOH$	63	$C_{16:0}$		動植物油
ステアリン酸	$CH_3(CH_2)_{16}COOH$	70	$C_{18:0}$		動植物油
アラキジン酸	$CH_3(CH_2)_{18}COOH$	75	$C_{20:0}$		落花生油, 綿実油
一価不飽和脂肪酸					
パルミトオレイン酸	$CH(CH_2)_5CH=CH(CH_2)_7COOH$	0.5	$C_{16:1}$		魚油, 鯨油
オレイン酸	$CH_3(CH_2)_7CH=CH(CH_2)_7COOH$	11	$C_{18:1}$		動植物油
多価不飽和脂肪酸*					
リノール酸	$CH_3(CH_2)_3(CH_2CH \overset{9,12}{=} CH)_2(CH_2)_7COOH$	−5	$C_{18:2}$	n–6	とうもろこし油, 大豆油
α–リノレン酸	$CH_3(CH_2CH \overset{9,12,15}{=} CH)_3(CH_2)_7COOH$	−10	$C_{18:3}$	n–3	しそ油
アラキドン酸	$CH_3(CH_2)_3(CH_2CH \overset{5,8,11,14}{=} CH)_4(CH_2)_3COOH$	−50	$C_{20:4}$	n–6	魚油, 肝油
エイコサペンタエン酸 (EPA)	$CH_3(CH_2CH \overset{5,8,11,14,17}{=} CH)_5(CH_2)_3COOH$	−	$C_{20:5}$	n–3	魚油
ドコサヘキサエン酸 (DHA)	$CH_3(CH_2CH \overset{4,7,10,13,16,19}{=} CH)_6(CH_2)_2COOH$	−	$C_{22:6}$	n–3	魚油

表 8-8 脂肪酸の種類

* 多価不飽和脂肪酸の化学式の炭素の上の数字は, 二重結合の始まる炭素の番号を示す。
（文献 5 より引用）

3.1 脂質の分類

3.1.1 脂肪酸

脂肪酸は, 直鎖の炭化水素鎖の 1 つの末端にカルボキシル基をもつ構造をしているので有機酸でもある（表 8-8, 図 8-10a）。脂肪酸は, 2 炭素鎖単位で合成されるため, ほとんどの脂肪酸の炭素数は偶数である。炭素鎖が 4 以下のものは短鎖脂肪酸, 6 〜 10 のものを中鎖脂肪酸, 12 以上のものを長鎖脂肪酸と呼ぶ。

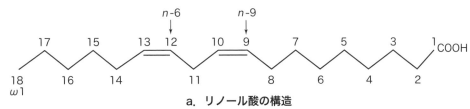

a. リノール酸の構造

（n-6はnマイナス6の意味であり，リノール酸の場合には18−6＝12番目のcを意味する）

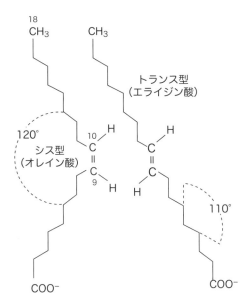

b. Δ⁹，18：1脂肪酸（オレイン酸と
エライジン酸）の幾何異性

c. トリアシルグリセロール

d. 3-ホスファチジルコリン

e. 3-ホスファチジルエタノールアミン

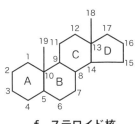

f. ステロイド核

g. コレステロール（3-ヒドロキシ-5, 6-コレステン）

図 8-10　脂質の構造
（文献 6 より引用）

　脂肪酸の炭素鎖に二重結合（不飽和結合）をもたないものを飽和脂肪酸と呼び，1つだけもつものを**一価（モノ）不飽和脂肪酸**，2つ以上もつものを**多価（ポリ）不飽和脂肪酸**と呼ぶ（表8-8）[5, 6]。さらに，多価不飽和脂肪酸は，二重結合の存在する位置がメチル末端から数えて3番目と4番目の炭素の間にある脂肪酸を n-3 系多価不飽和脂肪酸，6番目と7番目の炭素の間にある脂肪酸を n-6 系多価不飽和脂肪酸と分類することもある（表8-8, 図8-10a）。それぞれの代表的な脂肪酸は，n-3 系が α-リノレン酸であり，n-6 系がリノール酸である。ちなみに，n の代わりに ω（オ

メガ）を用いることもある。

不飽和脂肪酸は，シス型とトランス型の幾何異性体が存在する（図8-10b）。しかし，天然に存在する不飽和長鎖脂肪酸はほとんどすべてシス型である。

不飽和脂肪酸のなかには生体内で合成できない**必須脂肪酸（リノール酸, α-リノレン酸）**が含まれ，不足すると欠乏症になる。これらの必須脂肪酸は，一般に動物性油脂よりも植物性油脂に多く含まれている。

3.1.2 中性脂肪（トリアシルグリセロール）

中性脂肪の代表がトリアシルグリセロール（トリグリセリド）であり，グリセロールに脂肪酸が3分子結合したものである（図8-10c）。脂肪酸のカルボキシル基の電荷はグリセロールと結合することによりなくなるので，中性脂肪，または単に脂肪もしくは油脂とも呼ばれる。食品中の脂質の大部分がトリアシルグリセロールであり，少量ではあるが脂肪酸が2分子のジアシルグリセロール，脂肪酸が1分子のモノアシルグリセロールも存在する。

3.1.3 リン脂質

リン脂質は，グリセロールに脂肪酸とリン酸が結合したものであり，また多くの場合そのリン酸に窒素を含む化合物が結合した脂質である。生体中に最も多く含まれるリン脂質は，ホスファチジルコリン（レシチン）（図8-10d）であり，次いでホスファチジルエタノールアミン（ケファリン）（図8-10e）であるが，これらは生体膜の主要成分として機能している。

3.1.4 ステロール

ステロールは，ステロイド核（図8-10f）に水酸基（-OH）が結合しており，カルボキシル基（-COOH）やカルボニル基（>CO）をもたない脂質である。生体内の代表的なステロールは**コレステロール**であり，ステロイド核の3位の位置に水酸基が結合しており，5位と6位の間が二重結合である（図8-10g）。コレステロールは，生体内では広く分布しており，とくに神経細胞に多く含まれる。

3.2 脂肪の消化吸収

脂肪の消化吸収は主に小腸で行われるが，十二指腸の部分で胆嚢から分泌される胆汁（洗剤の役割を果たす）により脂肪は乳化され，消化酵素（リパーゼ）による作用を受けやすい状態になる。

トリアシルグリセロールの消化では，グリセロールから脂肪酸が加水分解され遊離の脂肪酸およびモノアシルグリセロールの形で小腸粘膜細胞から吸収される。吸収された脂肪酸およびモノアシルグリセロールは，そこで再びトリアシルグリセロールに再合成され，キロミクロンと呼ばれる比較的大きなリポタンパク質としてリンパ管に分泌される。

脂肪が体循環に入る場合には，リンパ管を経た後に体循環に入るため，水溶性の糖やアミノ酸が肝門脈を経て肝臓，次いで体循環に入るのとは異なる。

3.3　体脂肪の合成と分解

　血液中の脂肪は，リポタンパク質に結合した形で血液内に存在する。この脂肪は，脂肪組織や筋肉などの毛細血管壁に局在するリポタンパク質リパーゼにより分解されて脂肪酸を遊離し，その脂肪酸が組織に取り込まれて代謝される。脂肪組織に取り込まれれば，主に脂肪に再合成されて貯蔵脂肪となり，筋肉ではエネルギー基質として燃焼される（脂肪酸の酸化については第 9 章に記載した）。

　糖質などを過剰に摂取すると，肝臓や脂肪組織で脂肪酸に変換され，その脂肪酸から中性脂肪が合成される。この脂肪は，肝臓からリポタンパク質に結合して分泌されるか，脂肪組織では体脂肪として貯蔵される。

　脂肪組織の中性脂肪は，運動や絶食などにより分解が促進され，エネルギー基質として筋肉などで利用される。この脂肪分解では，エピネフリンなどのホルモンにより活性化されるホルモン感受性リパーゼが中心的に作用している。これらの脂肪分解の詳細については，生化学のテキストを参照していただきたい。この脂肪分解により脂肪組織から分泌された脂肪酸は，血液中のアルブミンに結合して血中を移動して筋肉などの組織で利用される。

3.4　脂質の食事摂取基準

　脂質の 1 日の摂取目標量は，総エネルギー摂取量に対する脂質の割合として算出される。その値は，20 ～ 30 ％とされている。

4.　ミネラル（無機質）

　生体の約 4 ％がミネラルによって構成されている。多くのミネラルは微量ではあるが，必要不可欠な栄養素である。1 日の必要量によって比較的多量に必要とされる多量ミネラル（ナトリウム，カリウム，カルシウム，マグネシウム，リン）と，微量ミネラル（鉄，亜鉛，銅，マンガン，ヨウ素，セレン，クロム，モリブデン）に大別することができる。

　多くのミネラルは，普通の食事をとることにより不足することはないが，運動により消費や必要量が増加するミネラルがある。以下にはそれらについて述べる。

4.1　カルシウム

　栄養学上とくに重要な無機質は，カルシウムである。カルシウムは骨や歯の主成分であり，カルシウムとリン酸が結合したヒドロキシアパタイトとして骨に沈着している。成人の 1 日の推定平均必要量は，男性で 600 ～ 650 mg，女性で 500 ～ 550 mg である〔推奨量は男性で 750 ～ 800 mg，女性で 650 mg（75 歳以上でそれぞれ 700 mg と 600 mg）〕。日本ではカルシウムの摂取量が欧米と比較して少なく，必要量を満たしていない人が多い。その結果，わが国では**骨粗鬆症**（骨吸収が促進することにより骨塩量の損失が起こり，骨密度の低下とともに骨がもろくなり骨折を頻発する疾病）が問題になっている。カルシウムを豊富に含む食品としては，牛乳および乳製品があげられる（第 1 章参照）。

4.2 鉄

エネルギー代謝と密接な関係にあるミネラルとして鉄が知られている。体内で鉄は，ヘモグロビン，ミオグロビン，およびシトクロムなどの重要な構成成分であり，これらの鉄化合物は体内における酸素の運搬や酸化還元反応の触媒として機能している。よって，鉄は有酸素的に ATP を合成するためには不可欠の栄養素である。鉄欠乏の状態は貧血として知られており，この状態になると運動能力が確実に低下し，疲労しやすいことが明らかにされている。したがって，疲労の予防の観点から，鉄不足の状態にならないようにすることが重要である。

鉄は，食事として摂取した場合，吸収率がきわめて低く，一般的には15%前後であるとされている。成人の1日の推定平均必要量は，男性で $6.0 \sim 6.5$ mg，女性（月経あり）で $8.5 \sim 9.0$ mg である〔推奨量は男性で $7.0 \sim 7.5$ mg，女性（月経あり）で $10.5 \sim 11.0$ mg〕。食事から摂取する鉄には**ヘム鉄**と**非ヘム鉄**の2つの形があるが，前者の鉄はポルフィリン環と結合して存在する。ヘム鉄の消化管における吸収率は，非ヘム鉄に比べて数倍も高い[7]。また，ビタミンの項目で述べるように，ビタミンCが鉄の吸収を促進することがよく知られており，比較的吸収されにくい穀物や豆類の非ヘム鉄は，少量のビタミンCを添加するだけで4倍以上も吸収されやすくなることが明らかにされている[7]。

4.3 ナトリウム

ナトリウムは，主に血液などの細胞外液に存在し，筋肉の収縮作用，細胞外液の浸透圧調節，水分平衡などに関与している。わが国では，食塩（塩化ナトリウム）の過剰摂取が問題になっている。最近の調査によれば，日本人は最低必要量よりもかなり多くのナトリウムを摂取している。食塩の過剰摂取は，高血圧や胃がんの発生率を上昇させるといわれており，料理法に工夫を凝らすなど，食塩摂取量の減少がわが国の食生活の課題である。ナトリウムの食事摂取基準における成人の1日の目標値は，食塩として男性で7.5 g 未満，女性で6.5 g 未満である。

4.4 カリウム

カリウムの大部分はイオンとして細胞内液に存在する。その機能は神経興奮性の維持，筋肉の収縮，浸透圧の調節などである。食事中のカリウムの摂取量が不足しても細胞内のカリウムが血液中に放出されるので恒常性は維持される。しかし，下痢や運動による多量の発汗によって，低カリウム血症が引き起こされ，筋力低下，不整脈などが生じることがあるので注意が必要である。カリウムの食事摂取基準における成人の1日の目安量は，男性で 2,500 mg，女性で 2,000 mg である（目標量は男性で 3,000 mg 以上，女性で 2,600 mg 以上）。

5. ビタミン

ビタミンには**水溶性ビタミン**（ビタミンB群とビタミンC）と**脂溶性ビタミン**（ビタミンA, D, E, K）があり，それぞれ独自の機能をもっている。これらのビタミンのなかで，エネルギー代謝に重要なものは水溶性ビタミンである。ビタミンB群は，エネルギー代謝において酵素の作用に欠かせない補

酵素として作用する。**ビタミン B 群**には 8 種類のビタミン（B_1，B_2，B_6，B_{12}，ナイアシン，パント テン酸，葉酸，ビオチン）が含まれるが，これらのなかでもとくに B_1，B_2，および B_6 の十分な摂取 がエネルギー代謝に重要である。したがって，ここではこの重要な 3 つのビタミンについて述べる。 さらに，**ビタミン C** は抗酸化作用をもつビタミンとして知られているが，不足すると疲労と無気力 感を伴うこと，およびこのビタミンは非常に酸化されやすく不安定な化合物であることより，ビタミ ン C についても述べる。

運動などによりエネルギー代謝が活発になり，摂取するカロリーが増加する場合には，当然これら のビタミンの摂取量も増加させる必要がある。個々のビタミンの摂取量は以下に述べるが，食事から 摂取する量が不十分な場合やそれが不確実な場合には，錠剤によりこれらのビタミンを補うことが確 実に必要量を確保する方法であろう。一部にはビタミンの過剰摂取が心配されているが，一般的には ビタミンの過剰摂取による副作用は相当な多量をとらないかぎり心配ない。とくに，ここで述べるビ タミン B_1，B_2 と C では摂取量の上限は設定されていない。ビタミン B_6 については 1 日の平均必要 量（1.0 〜 1.2 mg）の数十倍（40 〜 60 mg）が耐容上限量に設定されているが，その毒性は 1 g/ 日以上の多量投与の場合にのみ認められている [8]。これらのビタミンは，いずれも水溶性であるため， 過剰に摂取するとすみやかに尿中に排泄されるので，かなり過剰に摂取しても問題はない。逆に，そ の性質により不足が心配される。運動と関係した場合だけでなく健康維持のためにも，ビタミン剤を 摂取することがもっと普及してもよいと思われる（コラム 2-10 参照）。

5.1　ビタミン B_1（チアミン）

エネルギー代謝系でビタミン B_1 が必要とされる個所を図 8-11 に示した。このビタミンは炭酸ガ スを発生する反応の補酵素として機能しており，後述するビタミン B_2 と同様に ATP 合成には必須の ビタミンである。しかしながら，グルコースが代謝される場合には，ビタミン B_1 の機能する個所は ビタミン B_2 よりも多いので，糖質の摂取が多い場合にはビタミン B_1 の必要量は多くなる。

ビタミン B_1 の食事摂取基準における成人の 1 日の推定平均必要量は，男性で 1.0 〜 1.2 mg，女 性で 0.8 〜 0.9 mg である（推奨量は男性で 1.2 〜 1.4 mg，女性で 0.9 〜 1.1 mg）。これらの値は， 摂取するエネルギー量が多くなればその必要量も増加する。耐容上限量は設定されていない。

このビタミンの不足症として，脚気，心臓の肥大や頻脈，神経炎などの広範な症状が知られている が，疲労や頭痛なども起こる。

5.2　ビタミン B_2（リボフラビン）

ビタミン B_2 は，ATP 合成の中心的役割をになっているビタミンであり（図 8-11），エネルギー基 質の酸化還元反応に関与している。

ビタミン B_2 の食事摂取基準における成人の 1 日の推定平均必要量は，男性で 1.1 〜 1.3 mg，女 性で 0.9 〜 1.0 mg である（推奨量は男性で 1.3 〜 1.6 mg，女性で 1.0 〜 1.2 mg）。ビタミン B_1 と 同様に摂取するエネルギー量が多くなればその必要量も増加する。耐容上限量は設定されていない。

このビタミン単独の欠乏症は滅多に起こらないが，初期の症状は虚弱，疲労感，口唇の疼痛や圧痛 および人格の変化などが知られている。

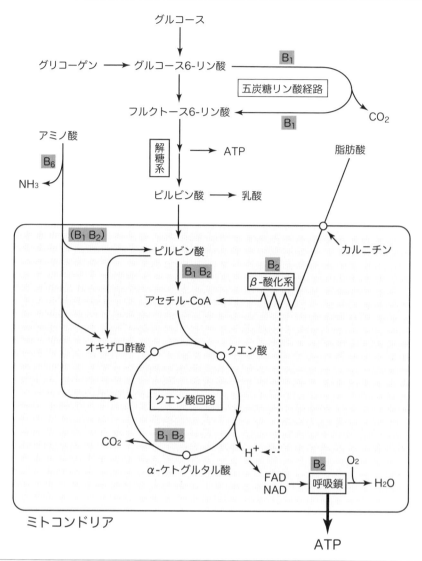

図 8-11　エネルギー代謝系におけるビタミン B_1, B_2 および B_6 の主な必要部位
アミノ酸代謝系の（　）内に示した B_1, B_2 は，必ずしもすべてのアミノ酸の代謝系に必要ではないことを示す。

5.3　ビタミン B_6（ピリドキシン，ピリドキサル，ピリドキサミン）

　運動などによりタンパク質の分解が促進される場合には，アミノ酸の分解も促進される。アミノ酸の分解では，一般的にまずアミノ基が転移されるが，この転移反応にはビタミン B_6 が補酵素として必須である（図 8-11）。

　ビタミン B_6 の食事摂取基準における成人の 1 日の推定平均必要量は，男性で 1.1 mg，女性で 1.0 mg である（推奨量は男性で 1.4 mg，女性で 1.1 mg）。日本人の食事摂取基準では，耐容上限量は先人では，男性 50 ～ 60 mg，女性 40 ～ 45 mg と設定されている。また，アミノ酸代謝に関与するビタミンであるため，ヒトのタンパク質摂取量が増加すると必要量も増加することより，タンパク質 1 g あたり 0.014 mg のビタミン B_6 が推定平均必要量とされている[8]。したがって，運動によりタン

パク質・アミノ酸の摂取量が増加した場合には，ビタミン B_6 の必要量も増加する。

　ビタミン B_6 単独の欠乏は通常起こらないが，軽度の欠乏は散見されるようである。ヒトでこのビタミンが欠乏している場合には，他の水溶性ビタミンも欠乏しているのが一般的であるが，慢性的で重い欠乏症では口内炎，口唇口角亀裂，舌炎，異常興奮性などがある。

　一方，長期にわたって毎日 500 mg 以上のビタミン B_6 を投与された場合，神経毒性や光過敏症が少数例認められているが，250 mg 以下の服用ならば安全であるとされている[11]。

5.4　ビタミン C（アスコルビン酸）

　ビタミン C は，抗酸化作用をもつ水溶性のビタミンであり，コラーゲン合成やカテコールアミン合成の補酵素として作用する。また，食事中の鉄を還元型に保ち吸収を促進する作用もある。

　ビタミン C の食事摂取基準における成人の 1 日の推定平均必要量は，男女ともに 80 ～ 85 mg であり（推奨量は男女とも 100 mg），運動，各種のストレス，および喫煙などによりその必要量は増加することが明らかにされている[12]。これまでに，ビタミン C の大量（グラム単位）投与が風邪の予防と治療，およびがんの予防に有効であることが報告されたが，本当にそれらの効果があるか否かは確認されていない。しかしながら，欠乏症が現れない程度の投与量と，最適の投与量は異なるようであり，設定された必要量よりも多めに（1 日あたり約 200 mg）摂取することがすすめられ

コラム 8-2

ビタミン D

　脂溶性ビタミンは，運動との関係が少ないので本章ではとくに述べていないが，ビタミン D については，免疫機能と関係するという興味ある報告があるので，ここで述べる。

　ビタミン D は，生体内でカルシウムとリンの代謝調節に関与し，正常骨の代謝を維持していることが知られている。このビタミンは経口摂取されるか，皮膚で紫外線の作用によりプロビタミン D_3（コレステロールの一種である 7–dehydrocholesterol）から合成される。

　近年，骨代謝に対するビタミン D の作用とは別に，免疫系（とくに T 細胞を介した免疫系）に対する作用が明らかにされつつある[9]。ビタミン D 受容体は免疫細胞である T リンパ細胞とマクロファージに多く存在しており，ビタミン D が選択的に免疫系を抑制し自己免疫疾患（autoimmune diseases）の発症を抑制もしくは防止するというものである。この自己免疫疾患には 1 型糖尿病や慢性関節リウマチなどが含まれており，活性型ビタミン D は実験的な 1 型糖尿病を抑制することができると報告されている。このビタミン D の作用を発揮するには，動物に正常もしくは高カルシウム食を与え，カルシウム状態を正常に保つ必要がある。このビタミン D の作用メカニズムとして，ビタミン D による transforming growth factors（TGFs）とインターロイキン 4（IL–4）の産生刺激による炎症性 T 細胞活性の抑制が関与しているようである。これらの所見より，ビタミン D は自己免疫疾患の抑制と防止に重要な役割を演じていることが示唆され，実際に小児へのビタミン D 投与が 1 型糖尿病の増加傾向を抑制する可能性が指摘されている[10]。

ている[12, 13]。一般の人であれば1日に1,000 mgまでは安全であろうとされている[13]。

ビタミンCの欠乏症としては，壊血病がよく知られている。その他に，このビタミン欠乏の初期には，軽い疲労感と無気力感が生じることも認められている。

ビタミンCには明らかな毒性はないが，1回に数グラムのような大量投与，および多量の摂取を続けると，下痢，腹部鼓腸，尿中のシュウ酸や尿酸の増加などが起こる場合がある。

参考文献

1. 下村吉治：タンパク質の栄養. In：柴田克己 他 編，基礎栄養学 改訂第5版，南江堂，東京，pp. 105-124, 2015.
2. Rennie M：Influence of exercise on protein and amino acid metabolism. In：Rowell LB, et al., eds., Handbook of Physiology, Section 12：Exercise：Regulation and Integration of Multiple Systems, Oxford University Press, New York, pp. 995-1035, 1996.
3. 下村吉治：糖質の栄養. In：杉本悦郎 編著，三訂 栄養学概論，光生館，東京，pp. 171-175, 2000.
4. 地方衛生研究所全国協議会 編：食物繊維成分表，第一出版，東京，1992.
5. 奥 恒行 他：栄養素の構造と機能. In：柴田克己 他 編，基礎栄養学，改訂第5版，南江堂，東京，pp. 19-38, 2015.
6. 山下 哲：生理的に重要な脂質. In：上代淑人 監訳，ハーパー生化学 (原書24版)，丸善，東京，pp. 156-167, 1997.
7. 木村修一 他 監訳・監修：鉄. In：最新栄養学，第9版，建帛社，東京，pp. 429-455, 2007.
8. 渡邊敏明：ビタミンの栄養. In：柴田克己 他 編，基礎栄養学，改訂第5版，南江堂，東京，pp. 171-166198, 2015.
9. Deluca HF, et al.：Vitamin D：its role and uses in immunology. FASEB J, 15：2579-2585, 2001.
10. Hypponen E, et al.：Intake of vitamin D and risk of type I diabetes：a birth-cohort study. Lancet, 358：1476-1478, 2001.
11. 木村修一 他 監訳・監修：ビタミンB_6. In：最新栄養学，第9版，建帛社，東京，pp. 272-280, 2007.
12. 木村修一 他 監訳・監修：ビタミンC. In：最新栄養学，第9版，建帛社，東京，pp. 235-244, 2007.
13. Levine M, et al.：Vitamin C pharmaco-kinetics in healthy volunteers：evidence for a recommended dietary allowance. Proc Natl Acad Sci USA, 93：3704-3709, 1996.

第9章

生体エネルギー代謝

1. 嫌気的エネルギー代謝と好気的エネルギー代謝

　生体エネルギーであるアデノシン三リン酸（ATP）は，細胞質に存在する解糖系と，ミトコンドリア内に存在する呼吸鎖–酸化的リン酸化系により合成される（図9-1）。解糖系は無酸素的にATPをかなり速く合成できるが，1分子のグルコース（ブドウ糖）あたり最終的に2分子のATPしか合成できない。さらに，最終的な代謝産物は乳酸である。

　一方，ミトコンドリア内のATP合成系は，酸素を必要とし，ATPを合成する速度は解糖系よりも遅いが，1分子のグルコースあたり（解糖系で合成されるATPも含めて）32分子のATPが合成される（文献1による。従来は1分子グルコースあたり38分子ATP合成であった）。また，最終的な代謝産物は水と炭酸ガスである。すなわち，短時間の瞬発的な運動では解糖によるエネルギー代謝が中心となり，持久的な運動の場合にはミトコンドリア内のATP合成系が主にエネルギーを供給する。

　これらのエネルギー供給機構の特徴から明らかなように，瞬発的な運動の場合にはグルコースもしくはグリコーゲンがエネルギー供給源であり，この場合には脂肪酸やアミノ酸はほとんど関与しないと考えられている。なぜならば，脂肪酸のβ酸化系や筋肉で分解されるアミノ酸の分解系はミトコンドリアに局在しており，これらのエネルギー基質を利用する場合には酸素が必要だからである。一方，持久的な運動の場合には，糖質もエネルギー源として利用されるが，脂肪酸やアミノ酸もエネルギー源として利用される。とくに運動時間が長くなると，脂肪酸やアミノ酸の分解が高まることが知られている。

　前述したように，運動中のエネルギー源としてはグルコース（グリコーゲン），脂肪酸，およびアミノ酸が利用されるが，主なエネルギー源はグルコースと脂肪酸である。タンパク質・アミノ酸が運動中にエネルギー源として利用される割合は，全エネルギー量の10％前後と考えられているが，ヒトの生理的な状態の変化によりその値は大きく影響される[2]。このように生体内で利用されるエネルギー源は，運動のタイプや生理条件によってかなり異なることが明らかである。そのエネルギー基質

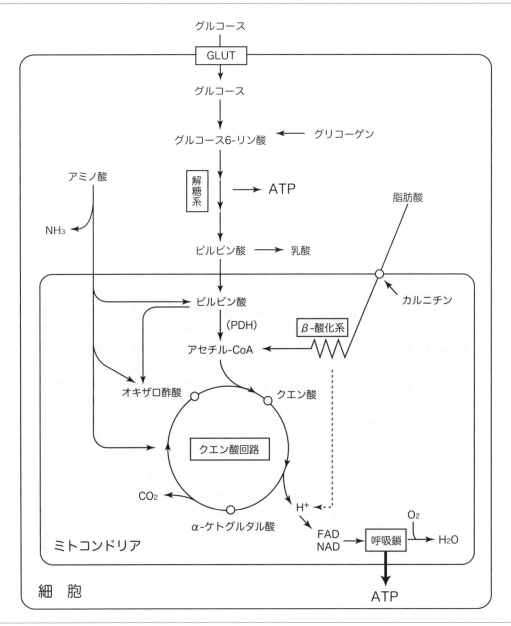

図 9-1　細胞内のエネルギー代謝系
PDH：ピルビン酸脱水素酵素，GLUT：グルコース輸送体。

の割合を調節するメカニズムには不明な点が多いが，それについての興味ある知見を本章の「3. 運動と脂質代謝」の項目で述べる。

　さて，運動を定期的に繰り返して行うとトレーニング効果が現れることはよく知られた事実である。そのトレーニング効果の例として，筋肉の毛細血管の発達とミオグロビンの増加により酸素の利用効率が上昇すると同時に，骨格筋におけるミトコンドリア呼吸鎖の酵素活性が上昇し，有酸素性エネルギー代謝が促進される。そのため，脂肪酸の利用が促進される結果となる。このように，トレーニングはエネルギー代謝に変化をもたらすが，この変化は急性の運動が代謝に与える影響とは分けて論議

する必要がある。以下，トレーニング効果を急性運動効果となるべく分けて論述した。

2.　運動と糖代謝

　運動は骨格筋におけるグルコースの利用を促進するが，この運動効果を調節するいくつかの重要なステップが存在する。図 9-1 にはグルコース代謝を中心とし，脂肪酸とアミノ酸代謝を盛り込んだエネルギー代謝の概念図を示した。

2.1　筋細胞へのグルコース輸送

　グルコース代謝における最初の重要なステップは，細胞へのグルコースの取り込みである。筋細胞へのグルコース取り込みは運動によりかなり促進される。そのメカニズムはかなり複雑で不明な点が多いが，現在では**グルコース輸送体**（glucose transporter：GLUT）を中心として説明されている[3]。GLUT は細胞膜に存在し，細胞外から細胞内へグルコースを取り込む役割を果たしている。GLUT には，種々のサブタイプが存在し，現在のところ少なくとも 14 種類の存在が明らかにされているが，このうち詳細に解析されているのは GLUT1 ～ GLUT4 である[1]。このサブタイプのなかで，インスリンに反応してグルコース輸送を促進するタイプは 4 型の **GLUT4** であり，それは骨格筋では筋収

コラム 9-1

アデノシン三リン酸：adenosine triphosphate（ATP）

　ATP（図コラム 9-1）は，アデニン，リボース，および 3 個のリン酸基が結合した高エネルギー化合物である。この分子中のリン酸結合が高エネルギーを保持している。ATP が ADP になる時，7.4 kcal/mol のエネルギーを放出する。生体では，ATP の分解により筋収縮や細胞膜間の能動輸送などのほとんどのエネルギーを獲得している。

図コラム 9-1　ATP の構造
アデニル酸はアデノシン一リン酸とも呼ばれる。

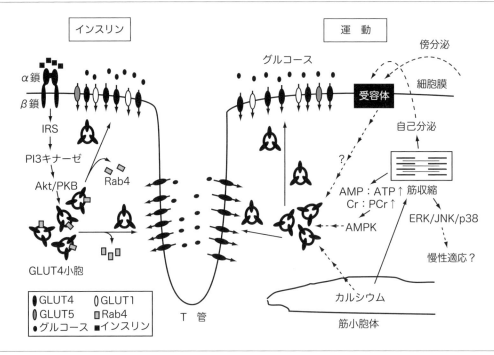

図 9-2　骨格筋における GLUT4 の細胞内移動

骨格筋における主要なグルコース輸送体は GLUT4 である。細胞内にプールされた GLUT4 は，細胞膜に移動してグルコースの取り込みを行う。インスリンによる GLUT4 の細胞内移動では，インスリン受容体基質（IRS），ホスファチジルイノシトール 3-キナーゼ（PI3 キナーゼ）などが含まれるが，筋収縮による作用の場合には，インスリン刺激の経路とは異なり，5′AMP–活性化プロテインキナーゼ（AMPK）がその作用のメカニズムに含まれていることが示唆されている。

（文献 4 より引用）

縮に対しても反応し，グルコース輸送を促進することが知られている。

　インスリンと運動によるグルコース輸送促進のメカニズムに関する総説[4] 中の図を図 9-2 に示した。この図より，インスリンと運動によるグルコース輸送促進では，それぞれの作用経路が異なるが，最終的には細胞膜の GLUT4 が増加することによりグルコース取り込みを促進する結果となることがわかるであろう。運動による GLUT4 への作用のメカニズムには，AMP で活性化される AMP プロテインキナーゼ（AMP protein kinase：AMPK）が関与することはまちがいないようであるが（図 9-2）[5]，それによりすべてが説明できるわけではないようである[6,7]。

　運動を繰り返して行うトレーニング効果として，骨格筋の GLUT4 の総量が増加することが認められており，これがトレーニングによる糖代謝改善のメカニズムの 1 つとされている[3,7]。しかし，この現象に関する詳細なメカニズムにも不明な部分が多い。

2.2　グリコーゲン代謝

　グリコーゲン代謝に影響する因子として，食事中の糖質の量と運動が知られている。筋肉のグリコーゲン量は，食事中の糖質の割合を増加することにより高まる。そのため多くのアスリートは競技前にグリコーゲンを多く蓄積させるために食事中の糖質の割合を増やす食事法を採用している。また，運

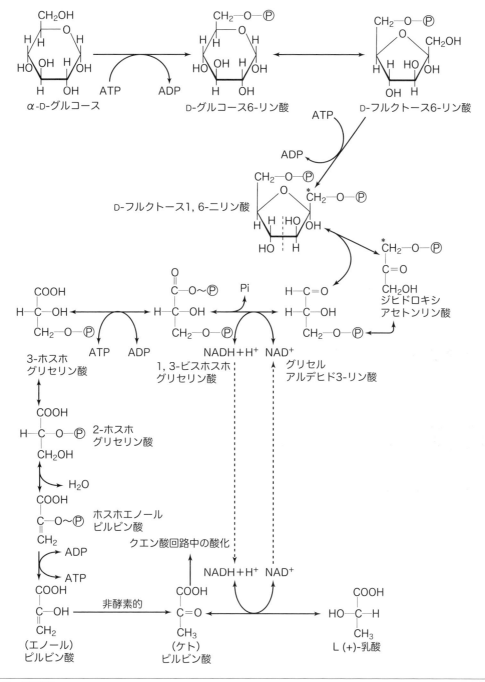

図 9-3　解糖系
Ⓟ：リン酸基，Pi：リン酸イオン。D-フルクトース 1, 6-ニリン酸の解裂は点線で示した部位で起こる。
（文献 8 より改変）

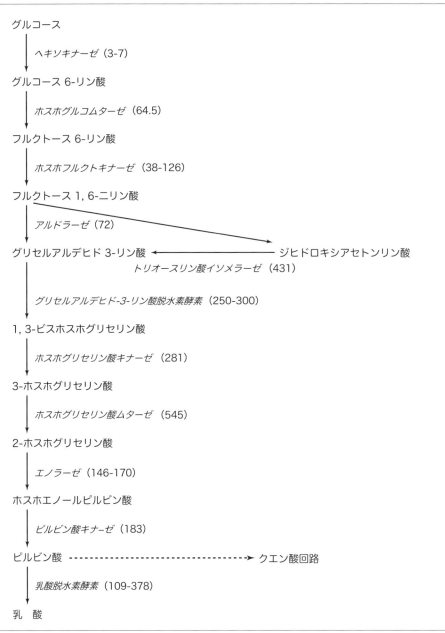

グルコース
　　↓　ヘキソキナーゼ（3-7）
グルコース 6-リン酸
　　↓　ホスホグルコムターゼ（64.5）
フルクトース 6-リン酸
　　↓　ホスホフルクトキナーゼ（38-126）
フルクトース 1, 6-ニリン酸
　　↓　アルドラーゼ（72）　　　　　　　　　　　　　　　　　ジヒドロキシアセトンリン酸
グリセルアルデヒド 3-リン酸 ←──────────────
　　　　　　　トリオースリン酸イソメラーゼ（431）

　　↓　グリセルアルデヒド-3-リン酸脱水素酵素（250-300）

1, 3-ビスホスホグリセリン酸
　　↓　ホスホグリセリン酸キナーゼ（281）
3-ホスホグリセリン酸
　　↓　ホスホグリセリン酸ムターゼ（545）
2-ホスホグリセリン酸
　　↓　エノラーゼ（146-170）
ホスホエノールピルビン酸
　　↓　ピルビン酸キナーゼ（183）
ピルビン酸 ------------------------------→ クエン酸回路
　　↓　乳酸脱水素酵素（109-378）
乳　酸

図 9-4　ヒト骨格筋中の解糖系酵素の活性
（　）内の数値は最大酵素活性（U/分/g 組織，37℃）。

動トレーニングによりグリコーゲンの代謝を高めると，筋グリコーゲン量は増加することが認められている[2]。グリコーゲンは持久力を決定する最も重要な要素の1つとされているので，そのコントロールはパフォーマンスに大きな影響を及ぼすであろう（第2章参照）。

2.3　細胞質における解糖

　解糖系は細胞質に存在するグルコースを分解する経路である（図9-3）。解糖系でグルコースが分解される速度は10〜15 μmol/分/g組織と報告されているが，解糖系の**ヘキソキナーゼ**（第1反

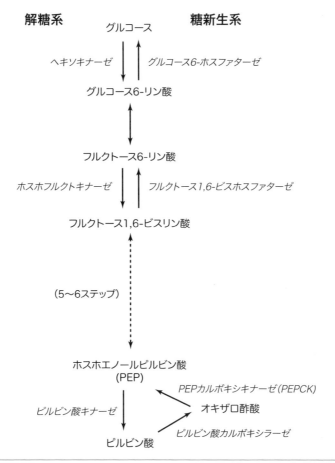

図 9-5　解糖系と糖新生系

応）以外の酵素活性はその値を上まわっている（図 9-4）[2]。さらに，第 3 反応を触媒する**ホスホフルクトキナーゼ**は種々の代謝産物で活性調節されることがわかっている。したがって，解糖系は，第 1 反応のヘキソキナーゼと第 3 反応のホスホフルクトキナーゼにより調節されると考えられている。

　一方，解糖系に対する持久的な運動トレーニングの影響として，酵素活性の低下とともにグルコースの分解率も低下することが認められている[2]。この現象は，トレーニングによりエネルギー源として脂肪酸の利用率が上昇する反映であろうと考えられる。しかし，解糖系に対するトレーニングの影響は，運動のタイプによって異なり，強度の高い運動トレーニング（レジスタンストレーニング）では酵素活性は上昇するようである。

　解糖系の終末で乳酸が生成されるが，運動トレーニングは乳酸生成を減少し，さらには骨格筋から乳酸を除去する能力も高めることが明らかにされている[2]。これらの現象は，トレーニングによって運動持久力が向上するメカニズムの 1 つであろう。

2.4　糖新生

　すべての動物は，糖以外の前駆体からグルコースを生成できる。これが**糖新生**である。哺乳動物では，主に肝臓で糖新生が行われ，一部は腎皮質でも行われる。運動後などのグリコーゲンが枯渇した

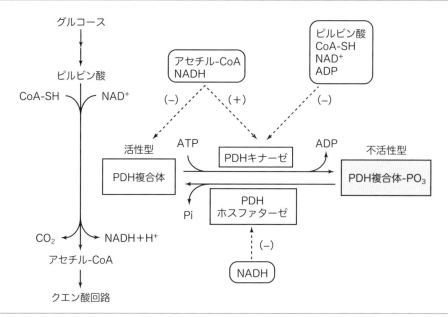

図 9-6　PDH 複合体の活性調節

場合には糖新生は高まり，また，運動トレーニングにより糖新生の能力が増大する。糖新生の重要な前駆体としては，乳酸およびアラニンが知られている。前者は脱水素反応により，後者は脱アミノ反応によりピルビン酸が生成されるため，糖新生の重要な材料になる。

　糖新生系では，解糖系の可逆反応を利用するが，不可逆反応は利用できないので，そのステップでは独自の反応系が存在する。図 9-5 に示すように，それらの反応ステップには 4 つの酵素が作用している。これらの中で，ホスホエノールピルビン酸（PEP）を生成する PEP カルボキシキナーゼ（PEPCK）は，糖新生の代表的な酵素であり，持久力に強く関係している可能性がある（コラム 2-6 参照）。また，糖新生系の最後のグルコース 6-ホスファターゼは，糖新生可能な組織（主に肝臓）にのみ発現しているので，肝臓が血糖を調節（供給）できる理由である。

2.5　ミトコンドリア内のピルビン酸代謝と ATP 合成系
2.5.1　ピルビン酸脱水素酵素（pyruvate dehydrogenase：PDH）

　PDH は，解糖系とクエン酸回路を連結する位置に存在する酵素であり，グルコース代謝を調節する重要な酵素の 1 つである（図 9-1）。また，以下に述べる脂肪酸代謝との接点にも存在するため，脂肪酸代謝の影響も強く受ける（図 9-1）。そのため，糖と脂肪酸のエネルギー代謝を切り替えるスイッチ的な役割も果たしている。

　PDH は図 9-6 に示すように，基質（ピルビン酸）や産物（アセチル-CoA など）による活性調節を受けると同時に，酵素タンパク質のリン酸化による活性調節も受ける[9]。したがって，急性の活性調節が可能である。この酵素の活性状態によりグルコース代謝の運命が決定されるといえる。

　安静状態では骨格筋の PDH のほとんど（約 90%）は不活性型（リン酸化型）であるが，運動により脱リン酸化され活性型になる。すなわち，グルコースの酸化を促進する。

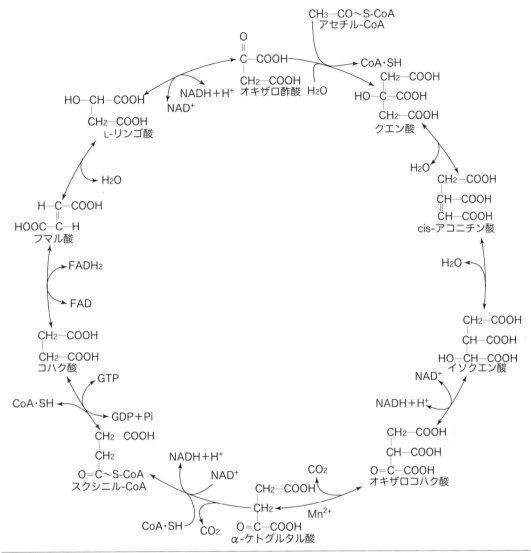

図 9-7　クエン酸回路
遊離コエンザイム A（CoA・SH）中の SH はスルフヒドリル基を意味する。
（文献 10 より改変）

　一方，運動トレーニングは PDH の活性を低下させるように作用するようであり，トレーニングによる脂肪酸代謝の促進と対応した反応と考えられる（以下を参照）。

2.5.2　クエン酸回路

　クエン酸回路（図 9-7）は，回路の成分の性質より TCA（tricarboxylic acid）回路，もしくは発見者の名前より Krebs 回路とも呼ばれる。この回路では，糖質，脂質，およびアミノ酸が炭酸ガスと還元当量（水素もしくは電子で表わされる）にまで酸化分解され，次いでその還元当量が呼吸鎖に入り，ATP 合成のエネルギー源になる。

　クエン酸回路の最初の反応は，アセチル-CoA とオキザロ酢酸からのクエン酸の生成である。この

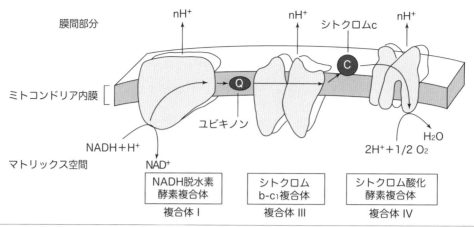

図9-8 ミトコンドリア呼吸鎖の電子伝達機構
複合体II（コハク酸脱水素酵素複合体）はミトコンドリア内膜のマトリックス側に結合して存在するが，他の複合体とは異なり水素イオンを放出しないので，この図では省略した。
（文献11より引用）

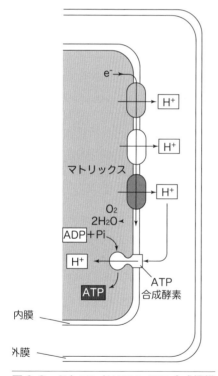

図9-9 ミトコンドリアのATP合成機構
（文献11より引用）

反応は，**クエン酸合成酵素**により触媒されるが，この酵素は，他の酵素と比べてかなり高い比活性をもっており，ミトコンドリアの標識酵素（marker enzyme）となっている。生成されたクエン酸は，脱水と加水反応，および脱水素と脱炭酸反応を繰り返し，オキザロ酢酸に変換され，再度クエン酸の生成に利用される。

　運動トレーニングにより，骨格筋中のクエン酸合成酵素は数十パーセント（多くても50％ほど）増加することが明らかにされている[11]。

2.5.3 ミトコンドリア呼吸鎖と酸化的リン酸化

　ミトコンドリアの呼吸鎖は，クエン酸回路などから生成される NADH や $FADH_2$（還元当量）を基質として，ATP合成のための電子伝達を行う場所である。この呼吸鎖は，4つの酵素複合体と比較的低分子のユビキノン（コエンザイムQ）とシトクロムcより構成されている（図9-8）[11]。酵素複合体は，どれも数多くのサブユニット（ポリペプチド）から構成されており，複合体I（NADH脱水素酵素複合体），複合体II（コハク酸脱水素酵素複合体），複合体III（シトクロム b-c_1 複合体），および複合体IV（シトクロム酸化酵素複合体）と命名されている。

　複合体II（コハク酸脱水素酵素複合体）は，クエン酸回路でコハク酸をフマル酸に変換する酵素でもあり，ミトコンドリア呼吸鎖とクエン酸回路に共有されている。

　NADH の電子は複合体 I から，コハク酸の電子は複合体 II から呼吸鎖に入り，次いでユビキノン→複合体 III →シトクロム c →複合体 IV に伝達され，最後の部分で酸素にわたされ水を生成する（図9-8）。内膜に埋め込まれたこれらの酵素は，膜の内側（マトリックス側）からのみ電子を受け取ることができ，また終末で酸素に電子をわたすのも内側のみである。

　電子伝達に伴い複合体 I，III，IV から外側（膜間部分）に水素イオンが放出され（図 9-8，図9-9），そのイオンが ATP 合成酵素を介して内側にもどる。この時のエネルギーを利用して ATP が合成される仕組みである（図 9-9）。すなわち，水素イオンの濃度勾配が ATP 合成の推進力になっていると考えられており，この説は「**化学浸透圧説（chemiosmotic theory）**」として知られている。正常なミトコンドリアでは，呼吸鎖の電子伝達と ATP 合成反応が共役しており，ATP が合成される時のみ電子が伝達される。

　運動トレーニングにより，骨格筋のミトコンドリア呼吸鎖と ATP 合成系の酵素が数十パーセント程度増加することが明らかにされている[11]。これらの酵素活性の増加は，トレーニングによる持久力増加の一因と考えられている。

コラム 9-2

ミトコンドリア

　ミトコンドリアは，外膜と内膜の二重の膜により形成される袋状（通常 0.5 ～ 1 μm）の細胞内小器官である（図コラム 9-2）。内膜の内部はマトリックスと呼ばれており，内膜はこのマトリックス側に折れ曲がるひだ構造（クリステ）を形成している。このクリステの部分に ATP を合成する呼吸鎖と ATP 合成酵素が膜を貫通して多く存在する。したがって，ATP 合成能力の高いミトコンドリアは，クリステの数が多い。運動トレーニングで筋ミトコンドリアの呼吸活性が上昇すると，クリステの数が増加するとともに，そこに存在する酵素の量も増加すると考えられている[11]。

　細胞内のミトコンドリアの数は，肝細胞で細胞 1 個あたり 1,000 ～ 2,000 個ほどであることが知られているが，筋肉ではこれよりもかなり多いとされている。実際には，筋肉のタイプによりその数はかなり異なり，さらに筋細胞の大きさは多様であるので，筋細胞におけるその正確な数を算出するのは難しい。しかし，ミトコンドリアの密度が最も高い細胞は，心筋細胞であろう。

　ミトコンドリアは，細胞内で ATP 合成の中心的小器官であると同時に，糖質，脂質，およびアミノ酸代謝の要である。肝細胞のミトコンドリアではその両方の機能が重要であるが，筋細胞のミトコンドリアでは ATP 合成がより重要な機能であろう。

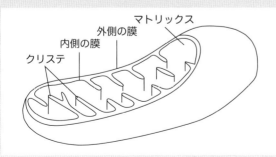

図コラム 9-2　ミトコンドリアの構造
（文献 11 より引用）

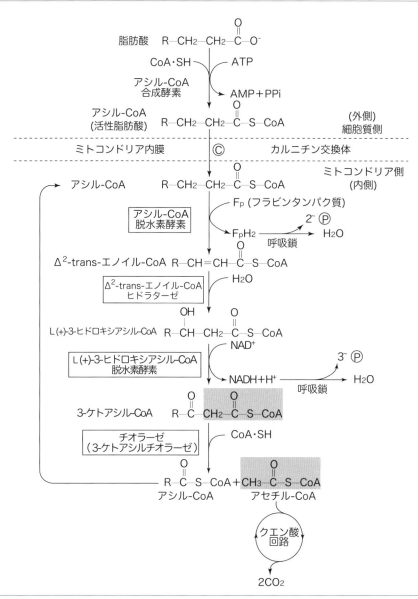

図 9-10　脂肪酸の β 酸化系
(文献 11 より引用)

3. 運動と脂質代謝

　運動を継続すると脂肪組織における脂肪分解が促進され，血中の遊離脂肪酸濃度が上昇する。この現象に対応して，エネルギー代謝に占める**脂肪酸酸化**の割合も増加する。すなわち，脂肪は持久的な運動における重要なエネルギー源であり，持久運動時のグルコースの節約に寄与していると考えられる。

　脂肪酸の酸化分解は，ミトコンドリアに存在する**β酸化系**（図 9-10）で行われるため，ミトコン

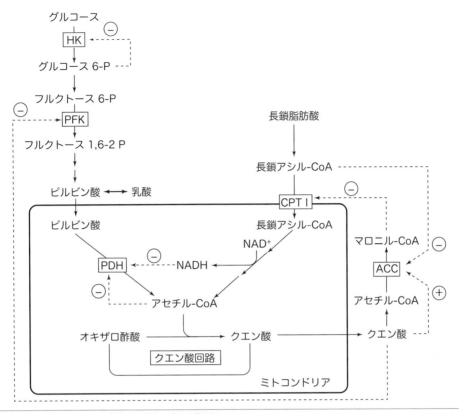

図 9-11　グルコースと脂肪酸酸化調節の相互作用
HK：ヘキソキナーゼ，PFK：ホスホフルクトキナーゼ，PDH：ピルビン酸脱水素酵素，CPT I：カルニチン-パルミトイルトランスフェラーゼ I，ACC：アセチル-CoA カルボキシラーゼ。
（文献 11 より改変）

ドリアへの脂肪酸の取り込みが脂肪酸の酸化を調節していると考えられている。ミトコンドリアへの脂肪酸取り込みを調節する酵素が，ミトコンドリア外膜に存在する**カルニチン-パルミトイルトランスフェラーゼ I（carnitine-palmitoyltransferase I：CPT I）**である。骨格筋の CPT I は細胞質でアセチル-CoA から生成される**マロニル-CoA** により強く阻害されるので，マロニル-CoA が脂肪酸とグルコースの酸化分解の比率を調節する物質として注目されている（図 9-11）。すなわち，持久的運動や絶食により脂肪酸の分解が促進される状態では，脂肪酸分解の産物が PDH を不活性化するためグルコースの酸化を抑制する。

　一方，その状態でグルコースを摂取すると，グルコースからマロニル-CoA が生成され，CPT I が阻害されて脂肪酸をミトコンドリアに取り込めなくなる。その結果，PDH が活性化され，グルコースの酸化が促進される。すなわち，グルコース摂取による脂肪酸酸化の抑制のメカニズムは，マロニル-CoA による CPT I の阻害により少なくとも一部は説明できると考えられる。

　運動トレーニングは，β 酸化系やミトコンドリア呼吸鎖の酵素活性を増加するので，脂肪酸酸化を促進すると考えられる[11]。このトレーニング効果にマロニル-CoA が関係するようであるが，詳細はまだ不明である。

ミトコンドリア DNA

　ミトコンドリアは，核の遺伝子とは異なる固有の遺伝子（mtDNA）をもつ（図コラム 9-3）。その DNA は，環状二重鎖 DNA であり，多くの RNA をコードしている重鎖ともう一方の軽鎖とからなる。ヒト mtDNA は，16,569 塩基対より構成されており，核 DNA と比較するときわめて小さい。筋細胞内の mtDNA の総量は核 DNA 量の 1%以下であり[11]，DNA 量としては少ないが，1 つの細胞内に少なくとも数千個のミトコンドリアが存在し，さらに 1 つのミトコンドリアに 2 〜 3 個の mtDNA が存在するので，そのコピー数は非常に多い。mtDNA は変異を起こしやすく，さらに変異を修復する機能も簡素であるので，その少数が変異を起こしても，他の多くの正常な mtDNA により細胞内の機能が保たれる仕組みになっていると考えられる。

　mtDNA は，2 種のリボソーム RNA（rRNA），22 種のトランスファー RNA（tRNA）と 13 種のタンパク質のメッセンジャー RNA（mRNA）をコードしており，ミトコンドリア内にタンパク質を合成する機能は整っている。しかし，mtDNA がコードしているその 13 種のタンパク質は，いずれも呼吸鎖と ATP 合成酵素の一部のサブユニットであるため，呼吸鎖と ATP 合成酵素が合成されるためには，mtDNA と核 DNA の協調発現が必要である。また，ミトコンドリアの他の多くの酵素はすべて核 DNA から合成されており，ミトコンドリアの酵素の 95%以上は核 DNA によってコードされていることが明らかにされている[10]。

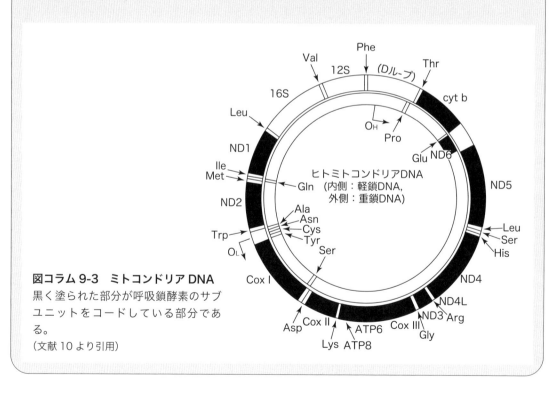

図コラム 9-3　ミトコンドリア DNA
黒く塗られた部分が呼吸鎖酵素のサブユニットをコードしている部分である。
（文献 10 より引用）

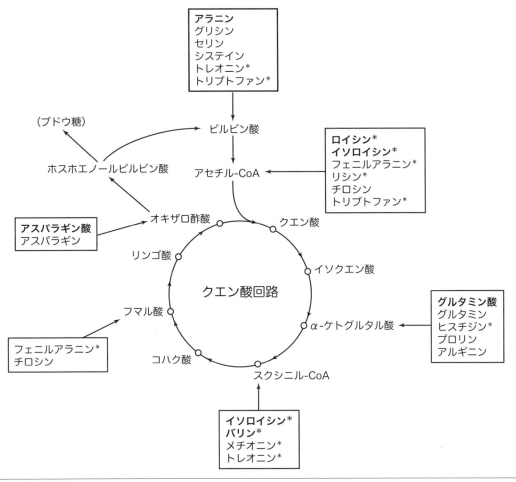

図 9-12　アミノ酸の炭素骨格の分解
＊ 必須アミノ酸。太字で示したアミノ酸は筋肉で酸化されるアミノ酸。

4. 運動とタンパク質・アミノ酸代謝

　運動によりタンパク質・アミノ酸の分解は亢進する。すべてのアミノ酸（20 種類）は，細胞内でアミノ基が転移された後に，一般的にはいくつかのステップを経て分解され，最終的にクエン酸回路で分解される（図 9-12）。しかし，第 1 章で述べたように，**骨格筋で酸化されるアミノ酸は 6 種類のみである**。そのうち，分岐鎖アミノ酸 (BCAA) 以外のアミノ酸（アスパラギン酸，アラニン，グルタミン酸）は，アミノ基が転移されればただちにクエン酸回路の前駆体か中間体に変換されるので（図 9-12），アミノ基の転移反応に大きく関与していると考えられている。

4.1　BCAA 代謝

　グルタミン酸などのアミノ基転移に重要なアミノ酸とは異なり，BCAA は，かなりのステップを経た後にクエン酸回路に到達し，その分解の途中でもかなりのエネルギーを発生する。BCAA の分

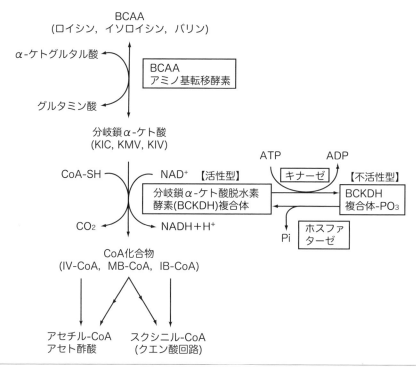

図9-13 分岐鎖アミノ酸（BCAA）の代謝とその調節

KIC：α-ケトイソカプロン酸，KMV：α-ケト-β-メチルバレリン酸，KIV：α-ケトイソバレリン酸，IV-CoA：イソバレリル-CoA，MB-CoA：α-メチルブチリル-CoA，IB-CoA：イソブチリル-CoA。
（文献11より引用）

コラム 9-4

クエン酸摂取による乳酸の解消の促進

　運動により血中の乳酸濃度が高い時にクエン酸を摂取すると，血中の乳酸の解消が促進されることが明らかにされている[12]。このクエン酸の作用は，クエン酸からマロニル-CoA が生成されて CPT Iが阻害されることにより説明できると考えられる（図9-11）。すなわち，クエン酸摂取により PDH 活性が上昇すると，乳酸はピルビン酸を経由してクエン酸回路に入りやすくなると考えられる。さらに，クエン酸は解糖系のホスホフルクトキナーゼ（PFK）を阻害するので（図9-11），グルコースからの乳酸生成も低下するはずである。この2つの作用により，クエン酸摂取が乳酸の解消を促進するメカニズムが考えられる。このメカニズムは，クエン酸の疲労回復効果と関係する可能性が高い。

解系はほとんどすべてミトコンドリアに存在し，最初の２つの反応は３つの BCAA に共通であり，この分解系の大きな特徴を示す反応である（図 9-13）[11]。

　第１反応は，BCAA アミノ基転移酵素により触媒される。骨格筋では，この酵素活性は高いので，アミノ基供与体として BCAA も活発に関与していると考えられている。しかし，この酵素は運動による影響をほとんど受けないようである[2]。

　第２反応は，**分岐鎖 α-ケト酸脱水素酵素**（branched-chain α-keto acid dehydrogenase：BCKDH）により触媒される。この酵素の反応は不可逆であるため，このステップがすべての BCAA の分解を律速しているとされている。この酵素は，PDH と同様に酵素タンパク質のリン酸化による活性調節を受けるので，迅速な活性調節が可能である（図 9-13）。

　ヒトの安静状態の骨格筋では，BCKDH 活性はきわめて低いが，これはほとんどの酵素がリン酸化された不活性型で存在するためである。この酵素活性が低いことは，BCAA を筋タンパク質合成のために確保する重要な条件であると考えられている。一方，運動はこの酵素を脱リン酸化して活性化し，BCAA の酸化分解を高めることが明らかにされている[2]。また，運動トレーニングは，ミトコンドリアを増加することにより BCKDH の酵素量も増加して，BCAA を酸化する能力を高めることも

コラム 9-5

骨格筋のアミノ酸輸送系

　表コラム 9-5 にこれまでに明らかにされている骨格筋のアミノ酸輸送系を示した。これらのアミノ酸輸送体に対する運動の影響は報告されていないようである。

表コラム 9-5　骨格筋のアミノ酸輸送系

輸送系	主な基質	活性 （V_{max} nmol/分/g）	基質親和性 （K_m, mM）	Na 依存性	ホルモン作用
A	アラニン グリシン メチオニン	低い （< 100）	高い （< 1）	あり	インスリン （内側方向）
ASC	アラニン セリン システイン	中程度 （400）	中程度 （3）	あり	なし
Nm	グルタミン アスパラギン ヒスチジン 3-Me-ヒスチジン	高い （1,000）	低い （8）	あり	インスリン （内側方向） コルチコステロイド （外側方向）
L	分岐鎖アミノ酸 芳香族アミノ酸	非常に高い （3,000）	非常に低い （20）	あり	なし
X̄ac	グルタミン酸 アスパラギン酸	低い （80）	高い （1）	なし	なし

（文献 13 より引用）

明らかにされている[2]。

　現在のところ，ヒトにおける BCAA の必要量が運動によりどれほど高まるかは，正確にはわかっていない。しかし，運動はタンパク質の必要量を確実に増加するようであり，また BCAA はタンパク質に豊富に含まれるので，BCAA を補うためにタンパク質の摂取量を増加するともいえるであろう。

　運動と関係した BCAA の生理効果については，第 1 章を参照していただきたい。

参考文献

1. 山科郁男，川嵜敏祐 監：レーニンジャーの新生化学，第 5 版，廣川書店，東京，2010.
2. Shimomura Y, et al. : Exercise and metabolism in muscle cells : molecular aspects of energy metabolism during exercise and adaptation to exercise training. In : Nose H, et al., eds., Exercise, Nutrition, and Environmental Stress, Cooper Publishing Group, Traverse City, MI, pp. 89-116, 2001.
3. Goodyear LJ, Kahn BB : Exercise, glucose transport, and insulin sensitivity. Annu Rev Med, 49 : 235-261, 1998.
4. Hayashi T, et al. : Exercise regulation of skeletal muscle glucose transport. Adv Exerc Sports Physiol, 5 : 1-8, 1999.
5. Goodyear LJ : AMP-activated protein kinase : a critical signaling intermediary for exercise-stimulated glucose transport? Exerc Sport Sci Rev, 28 : 113-116, 2000.
6. Mu J, et al. : A role for AMP-activated protein kinase in contraction- and hypoxia-regulated glucose transport in skeletal muscle. Mol Cell, 7 : 1085-1094, 2001.
7. 亀井康富，小川佳宏：骨格筋からみた糖尿病の病態と治療．月刊糖尿病，7 : 2-7, 2015.
8. 小浪悠紀子：解糖とピルビン酸酸化. In：上代淑人 監訳，ハーパー生化学 (原著 24 版)，丸善，東京，pp. 187-196, 1997.
9. Behal RH, et al. : Regulation of the pyruvate dehydrogenase multienzyme complex. Annu Rev Nutr, 13 : 497-520, 1993.
10. 小浪悠紀子：クエン酸回路：アセチル-CoA の異化．In：上代淑人 監訳，ハーパー生化学 (原著 24 版)，丸善，東京，pp. 178-186, 1997.
11. 下村吉治：ミトコンドリア．In：大日方昂 監，運動分子生物学，ナップ，東京，pp. 195-210, 2000.
12. 三宅義明 他：ヒトにおけるレモン果汁およびクエン酸摂取が運動後の血中乳酸濃度に及ぼす影響．日本栄養・食糧学会誌，54 : 29-33, 2001.
13. 下村吉治：体をつくるタンパク質・アミノ酸と運動，In：食事と運動，学会出版センター，東京，pp. 21-42, 2000.

第10章

活性酸素と運動・栄養

1. 活性酸素と運動

　一般的に運動の健康増進効果は認められているが，運動は本当に体に良いのか，そうでないのかを問われることがある。これは，**運動の短期的影響（1回の急性運動の影響）**と，長期的に運動を繰り返して行う**運動トレーニングの効果**が混同された結果であり，運動が身体に及ぼす影響を述べる場合には，当然これらを分けて論議する必要がある。

　1回の運動効果としては，①体内に大量の酸素を取り込むことによる酸素障害の発生，②筋肉の損傷（第1章参照）および炎症の誘発，③エネルギー源（とくにグリコーゲン）の消耗，④免疫機能の低下などが知られており，一般的に体に悪いと考えられる効果が多い。しかし，運動トレーニングにより運動ストレスに適応した状態では，ストレスに対抗する種々の生理機能が高まり，健康を増進すると考えられている。

　上述したように，身体活動によりかなり多量の酸素を摂取すると，体内における活性酸素の発生も増加する。ここでは，主に活性酸素と運動との関係，および活性酸素を消去する生体成分および食物成分について述べる。さらに詳細なことについては，参考文献に引用されている成書を参照されたい。

1.1 活性酸素の種類

　活性酸素とは，「寿命が短く，生体内で多くの酸化反応にかかわり，反応性に富む酸素分子種」のことである。**活性酸素**と**フリーラジカル**はしばしば同義語として用いられるが，正確には，フリーラジカルとは「酸化還元反応における物質間の電子のやり取りにおいて生成され，最外殻の軌道の電子が対（ペア）をなさない不対電子をもつ分子または原子」を指す[1, 2]。活性酸素には，過酸化水素のようにフリーラジカルでないものも含まれ，一方，フリーラジカルには，一酸化窒素をはじめとする窒素ラジカル（活性窒素ともいう）やイオウのチオールラジカルなどの酸素以外のラジカルも含まれる。したがって，これらすべてをまとめてフリーラジカルとして表10-1に示した。フリーラジカル

表10-1　フリーラジカルの種類			
ラジカル（フリーラジカル）		**非ラジカル**	
HO˙	ヒドロキシラジカル	$^1O_2$	一重項酸素
HO_2˙	ヒドロペルオキシラジカル	H_2O_2	過酸化水素
LOO˙	ペルオキシラジカル	LOOH	脂質ヒドロペルオキシド
LO˙	アルコキシラジカル	HOCl	次亜塩素酸
NO_2˙	二酸化窒素	O_3	オゾン
NO˙	一酸化窒素	ONOOH	ペルオキシ亜硝酸
RS˙	チオールラジカル		
O_2˙⁻	スーパーオキシド		

（文献1より引用）

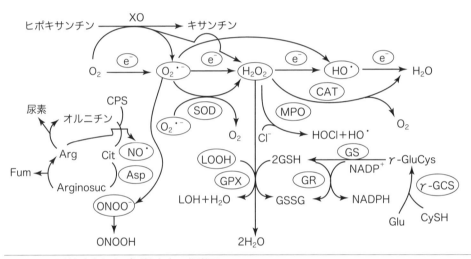

図10-1　活性酸素および活性窒素の代謝図
Arg：アルギニン，Arginosuc：アルギノコハク酸，Asp：アスパラギン酸，CAT：カタラーゼ，Cit：シトルリン，CPS：カルバミルリン酸合成酵素，CySH：システイン，Fum：フマール酸，γ-GCS：γ-グルタミルシステイン合成酵素，γ-GluCys：γ-グルタミルシステイン，GPX：グルタチオンペルオキシダーゼ，GR：グルタチオンレダクターゼ，GS：グルタチオン合成酵素，GSH：還元型グルタチオン，GSSG：酸化型グルタチオン，LOH：脂質ヒドロキシド，LOOH：脂質ヒドロペルオキシド，MPO：ミエロペルオキシダーゼ，$NADP^+$：ニコチンアミドアデニンジヌクレオチドリン酸，NADPH：還元型NADP，ONOO⁻：ペルオキシ亜硝酸イオン，SOD：スーパーオキシドジスムターゼ，XO：キサンチンオキシダーゼ。
（文献3より引用）

の半減期は $1 \times 10^{-2} \sim 1 \times 10^{-9}$ 秒と短く[1]，それらのなかでもとくにヒドロキシラジカル（HO˙）は不安定で半減期も 1×10^{-9} 秒と短く，反応性が高い。

　図10-1に活性酸素と活性窒素の代謝図[3]を示した。

表 10-2　生体内フリーラジカル消去系

抗酸化物	機　能
細胞内	
スーパーオキシドジスムターゼ	$O_2^{\cdot-}$ の除去（$2O_2^{\cdot-} + 2H^+ \rightarrow H_2O_2 + O_2$）
カタラーゼ	H_2O_2 の除去（$2H_2O_2 \rightarrow 2H_2O + O_2$）
グルタチオンペルオキシダーゼ	LOOH, H_2O_2 の除去（$H_2O_2 + 2GSH \rightarrow 2H_2O + GSSG$）
ペルオキシダーゼ	H_2O_2 の除去 （$H_2O_2 + AH_2 \rightarrow 2H_2O + A$）[$AH_2$：Asc, NAD (P) H, シトクロム c]
α-トコフェロール	ラジカルの消去
アスコルビン酸, グルタチオン	ラジカルの消去
カロテノイド, フラボノイド	ラジカルの消去
CoQ, ユビキノン	ラジカルの消去
メタロチオネイン	ラジカルの消去
糖類	$HO^{\cdot}$ の除去
Mn^{2+}-キレート	$O_2^{\cdot-}$ の除去
細胞外	
スーパーオキシドジスムターゼ	$O_2^{\cdot-}$ の除去
尿酸	$HO^{\cdot}$, $^1O_2$ の除去
セルロプラスミン	金属イオンの捕獲
トランスフェリン	金属イオンの捕獲
フェリチン	金属イオンの捕獲
アルブミン	$HO^{\cdot}$, HOCl の除去
ピルビン酸	H_2O_2 の除去

（文献 1 より引用）

1.2　生体内の抗酸化システム

　生体内にはフリーラジカルの害を防御するために何重もの精巧な抗酸化システムが存在する。これらの防御システムは，少なくとも 3 重の防御ラインがあるようである[1]。

　第 1 ライン（予防型抗酸化機構）：カタラーゼ，ペルオキシダーゼ，スーパーオキシドジスムターゼなどによるラジカル発生の抑制。

　第 2 ライン（ラジカル捕捉型抗酸化機構）：ビタミン C，尿酸，ビタミン E，カロテノイド，ユビキノールなどによるラジカルの捕捉と安定化。

　第 3 ライン（毒性物質の排除，損傷の修復機構）：ホスホリパーゼ，プロテアーゼ，DNA 修復酵素などによる損傷の修復と再生。

　主な生体内のフリーラジカル消去系を細胞内と細胞外に分けて表 10-2 に示した。

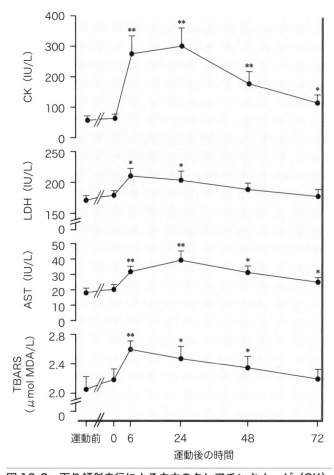

図10-2　下り傾斜走行による血中のクレアチンキナーゼ（CK），乳酸脱水素酵素（LDH），アスパラギン酸アミノ基転移酵素（AST）活性の上昇と血中過酸化脂質（TBARS）の増加
*p < 0.05，**p < 0.01。
（文献5より引用）

1.3　過酸化脂質と運動

　運動により多量の酸素が取り入れられると各身体組織の酸素濃度は上昇し，安静状態の100倍にも達する組織もある。細胞内全酸素の95〜98％はミトコンドリアの呼吸鎖で消費されるが，残りの2〜5％はスーパーオキシドアニオンを生成し[4]，脂質，糖，タンパク質や核酸などの細胞成分と反応し不活性化する。とくに，生体膜は不飽和脂肪酸（第8章参照）を多く含むリン脂質が主要成分であるので，スーパーオキシドアニオンの攻撃を受け**過酸化脂質**を生成する。この不飽和脂肪酸の過酸化反応の受けやすさは，脂肪酸の不飽和度に依存している。すなわち，不飽和結合を2つ以上もつ多価不飽和脂肪酸は，過酸化反応を受けやすい。

　一方，ミトコンドリアにはこのスーパーオキシドアニオンを過酸化水素に変換するスーパーオキシドジスムターゼ（SOD）が存在し，さらに過酸化水素はグルタチオンペルオキシダーゼやカタラーゼにより分解され，無毒化される。グルタチオンペルオキシダーゼは過酸化水素だけではなく，過酸化脂質の分解消去にも機能している。

　急激な運動により，血中のスーパーオキシドジスムターゼ，クレアチンキナーゼ（CK），および乳酸脱水素酵素（LDH）などの活性が高くなることが知られている。これは，活性酸素により筋肉や肝臓の細胞やミトコンドリアが障害を受け，その中に存在する酵素が血液中に漏出した結果と考えられている。当然，このような状態では過酸化脂質が生成される[4]。最高心拍数の75％に相当する強度の運動で12°の下り傾斜を30分間走行した後の血液中の酵素活性〔CK，LDH，アスパラギン酸アミノ基転移酵素（AST）〕と過酸化物（TBARS）の濃度の変化を図10-2に示した[4]。下り傾斜の走行は登り傾斜よりも筋肉の損傷が大きいとされている。この結果では，運動後の血中過酸化物と各酵素活性の増加がよく一致している。このような運動による過酸化脂質の増加は，ビタミンEなどの抗酸化剤の摂取によりある程度抑制されることが知られている。

また，運動はヘモグロビンやミオグロビンなどの鉄を含むタンパク質から鉄の遊離を促進することも知られており，この遊離の鉄は脂質の過酸化などの反応を促進すると考えられている。事実，遊離の鉄量に対応して尿中の過酸化物が増加することも確かめられている。

一方，ラットに緩徐な運動を繰り返して行い，運動に適応した（トレーニングした）状態にすると，筋肉のミトコンドリアのスーパーオキシドジスムターゼ酵素量が増加することにより，その活性も上昇することが明らかにされている。さらに，血中のグルタチオン量や赤血球中のグルタチオン還元酵素やグルタチオン S-トランスフェラーゼの活性が

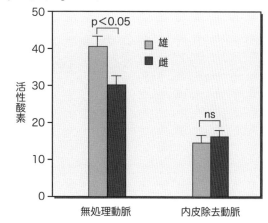

図 10-3　ラット大動脈における活性酸素（スーパーオキシドアニオン）の生成
（文献 7 より引用）

上昇することも知られており，トレーニングを行うと運動により増加する活性酸素の消去のために酵素が誘導されることを示している[4]。とくに，酸素消費が増大する筋肉のミトコンドリアでは，活性酸素消去系がトレーニングにより発達する。すなわち，**トレーニングは運動による過酸化脂質の生成を抑制する機能を高める**のである。

1.4　活性酸素生成における性ホルモンの役割

性ホルモンとは，主に性腺において合成・分泌されるステロイドホルモンであり，男性ホルモンの代表としてテストステロン，女性ホルモンの代表として**エストロゲン**やプロゲステロンがあげられる。性ホルモンは，性的な発達や調節をするばかりでなく，他の代謝にも影響することが明らかにされつつあるが，活性酸素の代謝にも影響することが一部明らかにされている。

その代表的な事例として，生理のある女性は男性に比べて冠動脈疾患の危険性が少なく，閉経後の女性は高血圧や冠動脈疾患が多くなることが知られている[6]。さらに，閉経後の女性にエストロゲン投与の治療を行うと，それらの疾患を予防できるようである。

コラム 10-1

動脈硬化と活性酸素

活性酸素は，動脈硬化の発症および促進因子として作用しているようである[8]。低比重リポタンパク（LDL）（悪玉コレステロール）の血中濃度が上昇すると，血管内皮細胞で酸化 LDL 生成の促進と，マクロファージなどの食細胞による酸化 LDL の取り込みが促進される。この食細胞は泡沫細胞に変化して，血管内皮に沈着し，動脈硬化を進行させるようである。血管内皮細胞で LDL を酸化するのが活性酸素であり，活性酸素は動脈硬化の成因といえる。

表10-3　食物中の抗酸化成分		
抗酸化成分		食　物
ポリフェノール	フラボノール類 （ケルセチン，ケンフェロールなど）	タマネギ，ブロッコリー，赤ワイン，リンゴ
	イソフラボン類（ダイゼイン，ゲニステインなど）	大豆，クズ
	カテキン類（エピカテキン，エピガロカテキン）	茶葉，ココア，チョコレート
ビタミンE		ナッツ類，緑黄色野菜，果物，植物油脂
ビタミンC		野菜，果実
カロチノイド		緑黄色野菜，藻類
コーヒー酸誘導体	クロロゲン酸	大豆，コーヒー豆，米ぬか
	オリザノール	
セサミノール		ゴマ油
メラノイジン		ビール
フィチン酸		豆類，穀類，イモ類
グルタチオン		ホウレンソウ，ブロッコリー，豚肉
クエン酸		黒酢，梅干し
香辛料	オイゲノール	クローブ
	ショウガオール	ジンジャー
	カルノソール	ローズマリー
	チモール	セージ，タイム
	クルクミン	ターメリック

（文献9より引用）

コラム 10-2

フレンチパラドックス

　フランスのある地方では，比較的脂肪を多く摂取するにもかかわらず冠動脈疾患による死亡率が低いことが報告された[11]。この一見矛盾したような調査結果が「フレンチパラドックス」と呼ばれており，この原因として，赤ワインに含まれるポリフェノールがあげられている。赤ワインには多くの種類のポリフェノール類が含まれており，それらは強い抗動脈硬化作用を示す。赤ワインは動脈硬化の予防対策になるのかもしれない。

このエストロゲンの冠動脈疾患予防効果の作用メカニズムが検討されているが, その１つとして, ラットの大動脈を用いて活性酸素（スーパーオキシドアニオン）の生成を雌雄間で比較すると, 何も処理しない大動脈では雄よりも雌において有意に活性酸素の生成が少ないことが明らかにされている[7]（図10-3）。さらに, 血管の内皮を取り除くと活性酸素の生成量に雌雄差がなくなることより（図10-3）, 女性ホルモンは血管内皮細胞に作用していることが明らかである。

以上のように, 女性ホルモン（とくにエストロゲン）は, 動脈の内皮細胞における活性酸素の生成を抑制し, 血管の組織障害や動脈硬化を防いでいると考えられる。他にも, 女性ホルモンが血液凝固に関与するプロスタグランジンの合成に影響することも報告されている。いずれにしても, 女性ホルモンは活性酸素の合成を抑制して, 冠動脈疾患に抑制的に作用するようである。

2. 食物に含まれる抗酸化物質

食物の成分で抗酸化作用をもつ物質が数多く知られている。代表的なものとして, 水溶性の活性酸素を捕捉する**ビタミンC**, および脂溶性の活性酸素を捕捉する**ビタミンE**や**カロテノイド**などがある。これらの主要な抗酸化物質を表10-3に示した[9]。最近, 食物中の抗酸化成分として**ポリフェノール**（フィトケミカルと総称される植物由来の生理活性物質）が注目されているが, ポリフェノールにはフリーラジカルを消去する作用の強いフラボノイドやカテキンが含まれる[10]。

ヒトの栄養状態の変化は, 体内の抗酸化酵素の活性に影響を及ぼすことが知られている[8]。動物実験の結果として, 低タンパク質食を摂取させるとスーパーオキシドジスムターゼやグルタチオンペルオキシダーゼ活性が低下するようである。一方, 食事量（エネルギー量）を数十パーセント減らした制限食では, 抗酸化酵素活性が高まることが明らかにされている。腹八分目が健康によいとされる理由は, 活性酸素の生成抑制と関係しているようである。

参考文献

1. 大野秀樹 他：運動とフリーラジカル. 体力科学, 50：389-416, 2001.
2. 江口裕伸, 鈴木敬一郎：運動と酸化ストレスと免疫. In：大野秀樹 他編：運動と免疫−からだをまもる運動のふしぎ−, ナップ, 東京, pp. 195-205, 2009.
3. 谷口直之：活性酸素研究へのプレリュード. 細胞工学, 15：1370-1378, 1996.
4. 中野長久：酸素と運動. In：伏木 亨 他著：スポーツと栄養と食品, 朝倉書店, 東京, pp. 116-132, 1996.
5. Maughan RJ, et al.：Delayed-onset muscle damage and lipid peroxidation in man after a downhill run. Muscle Nerve, 12：332-336, 1989.
6. Wenger NK, et al.：Cardiovascular health and disease in women. N Engl J Med, 329：247-256, 1993.
7. Brandes RP, Mgge A：Gender differences in the generation of superoxide anions in the rat aorta. Life Sci, 60：391-396, 1997.
8. 大野秀樹 他編：身体運動・栄養・健康の生命科学 Q&A　活性酸素と運動, 杏林書院, 東京, 1998.
9. 板倉弘重：抗酸化食品が体を守る, 河出書房新社, 東京, 1998.
10. Hongwei Si, Dongmin L：Dietary antiaging phytochemicals and mechanisms associated with prolonged survival. J Nutr Biochem, 25：581-591, 2014.
11. Renaud S, de Lorgeril M：Wine alcohol, platelets, and the French paradox for coronary heart disease. Lancet, 339：1523-1526, 1992.

付　録

日本人の食事摂取基準（2020 年版）

　2020 年 4 月から 5 年間使用される日本人の食事摂取基準 2020 年版を掲載した（厚生労働省のホームページ https://www.mhlw.go.jp/stf/newpage_08517.html より転載）。日本人の食事摂取基準は 5 年ごとに改定されている。改定の主なポイントは以下のとおりである。

○活力ある健康長寿社会の実現に向けて
- きめ細かな栄養施策を推進する観点から，50 歳以上について，より細かな年齢区分による摂取基準を設定。
- 高齢者のフレイル予防の観点から，総エネルギー量に占めるべきタンパク質由来エネルギー量の割合（％エネルギー）について，65 歳以上の目標量の下限を 13％エネルギーから 15％エネルギーに引き上げ。
- 若いうちからの生活習慣病予防を推進するため，以下の対応を実施。
  - 飽和脂肪酸，カリウムについて，小児の目標量を新たに設定。
  - ナトリウム（食塩相当量）について，成人の目標量を 0.5 g/日引き下げるとともに，高血圧および慢性腎臓病（CKD）の重症化予防を目的とした量として，新たに 6 g/日未満と設定。
  - コレステロールについて，脂質異常症の重症化予防を目的とした量として，新たに 200 mg/日未満に留めることが望ましいことを記載。

○ EBPM（Evidence Based Policy Making：根拠に基づく政策立案）のさらなる推進に向けて
- 食事摂取基準を利用する専門職などの理解の一助となるよう，目標量のエビデンスレベルを対象栄養素ごとに新たに設定。

付表 1　参照体位（参照身長，参照体重）[1]

性　別	男　性		女　性[2]	
年齢等	参照身長 (cm)	参照体重 (kg)	参照身長 (cm)	参照体重 (kg)
0～5（月）	61.5	6.3	60.1	5.9
6～11（月）	71.6	8.8	70.2	8.1
6～8（月）	69.8	8.4	68.3	7.8
9～11（月）	73.2	9.1	71.9	8.4
1～2（歳）	85.8	11.5	84.6	11.0
3～5（歳）	103.6	16.5	103.2	16.1
6～7（歳）	119.5	22.2	118.3	21.9
8～9（歳）	130.4	28.0	130.4	27.4
10～11（歳）	142.0	35.6	144.0	36.3
12～14（歳）	160.5	49.0	155.1	47.5
15～17（歳）	170.1	59.7	157.7	51.9
18～29（歳）	171.0	64.5	158.0	50.3
30～49（歳）	171.0	68.1	158.0	53.0
50～64（歳）	169.0	68.0	155.8	53.8
65～74（歳）	165.2	65.0	152.0	52.1
75 以上（歳）	160.8	59.6	148.0	48.8

[1]：0～17 歳は，日本小児内分泌学会・日本成長学会合同標準値委員会による小児の体格評価に用いる身長，体重の標準値をもとに，年齢区分に応じて，当該月齢および年齢区分の中央時点における中央値を引用した。ただし，公表数値が年齢区分と合致しない場合は，同様の方法で算出した値を用いた。18 歳以上は，平成 28 年国民健康・栄養調査における当該の性および年齢区分における身長・体重の中央値を用いた。
[2]：妊婦，授乳婦を除く。

付表 2　目標とする BMI の範囲（18 歳以上）[1,2]

年　齢（歳）	目標とする BMI (kg/m²)
18～49	18.5～24.9
50～64	20.0～24.9
65～74[3]	21.5～24.9
75 以上[3]	21.5～24.9

[1]：男女共通。あくまでも参考として使用すべきである。
[2]：観察疫学研究において報告された総死亡率が最も低かった BMI をもとに，疾患別の発症率と BMI の関連，死因と BMI との関連，喫煙や疾患の合併による BMI や死亡リスクへの影響，日本人の BMI の実態に配慮し，総合的に判断し目標とする範囲を設定。
[3]：高齢者では，フレイルの予防および生活習慣病の発症予防の両者に配慮する必要があることも踏まえ，当面目標とする BMI の範囲を 21.5～24.9 kg/m² とした。

付表 3　参照体重における基礎代謝量

性　別	男　性			女　性		
年齢（歳）	基礎代謝基準値 (kcal/kg体重/日)	参照体重 (kg)	基礎代謝量 (kcal/日)	基礎代謝基準値 (kcal/kg体重/日)	参照体重 (kg)	基礎代謝量 (kcal/日)
1～2	61.0	11.5	700	59.7	11.0	660
3～5	54.8	16.5	900	52.2	16.1	840
6～7	44.3	22.2	980	41.9	21.9	920
8～9	40.8	28.0	1,140	38.3	27.4	1,050
10～11	37.4	35.6	1,330	34.8	36.3	1,260
12～14	31.0	49.0	1,520	29.6	47.5	1,410
15～17	27.0	59.7	1,610	25.3	51.9	1,310
18～29	23.7	64.5	1,530	22.1	50.3	1,110
30～49	22.5	68.1	1,530	21.9	53.0	1,160
50～64	21.8	68.0	1,480	20.7	53.8	1,110
65～74	21.6	65.0	1,400	20.7	52.1	1,080
75以上	21.5	59.6	1,280	20.7	48.8	1,010

付表 4　身体活動レベル別にみた活動内容と活動時間の代表例

	低い（Ⅰ）	普通（Ⅱ）	高い（Ⅲ）
身体活動レベル[1]	1.50 (1.40～1.60)	1.75 (1.60～1.90)	2.00 (1.90～2.20)
日常生活の内容[2]	生活の大部分が座位で，静的な活動が中心の場合	座位中心の仕事だが，職場内での移動や立位での作業・接客等，通勤・買い物での歩行，家事，軽いスポーツ，のいずれかを含む場合	移動や立位の多い仕事への従事者，あるいはスポーツ等余暇における活発な運動習慣をもっている場合
中程度の強度（3.0～5.9メッツ）の身体活動の1日当たりの合計時間（時間/日）[3]	1.65	2.06	2.53
仕事での1日当たりの合計歩行時間（時間/日）[3]	0.25	0.54	1.00

[1]：代表値。（　）内はおよその範囲。

[2]：Black AE, Coward WA, Cole TJ, et al. Human energy expenditure in affluent societies: an analysis of 574 doubly-labelled water measurements. Eur J Clin Nutr 1996; 50: 72-92 および Ishikawa-Takata K, Tabata I, Sasaki S, et al. Physical activity level in healthy free- living Japanese estimated by doubly labelled water method and International Physical Activity Questionnaire. Eur J Clin Nutr 2008; 62: 885-891 を参考に，身体活動レベル（PAL）に及ぼす仕事時間中の労作の影響が大きいことを考慮して作成。

[3]：Ishikawa-Takata K, Naito Y, Tanaka S, et al. Use of doubly labeled water to validate a physical activity questionnaire developed for the Japanese population. J Epidemiol 2011; 21: 114-121 による。

付表5 推定エネルギー必要量（kcal/日）

性 別	男 性			女 性		
	身体活動レベル[1]			身体活動レベル[1]		
年齢等	低い（Ⅰ）	普通（Ⅱ）	高い（Ⅲ）	低い（Ⅰ）	普通（Ⅱ）	高い（Ⅲ）
0～5（月）	—	550	—	—	500	—
6～8（月）	—	650	—	—	600	—
9～11（月）	—	700	—	—	650	—
1～2（歳）	—	950	—	—	900	—
3～5（歳）	—	1,300	—	—	1,250	—
6～7（歳）	1,350	1,550	1,750	1,250	1,450	1,650
8～9（歳）	1,600	1,850	2,100	1,500	1,700	1,900
10～11（歳）	1,950	2,250	2,500	1,850	2,100	2,350
12～14（歳）	2,300	2,600	2,900	2,150	2,400	2,700
15～17（歳）	2,500	2,800	3,150	2,050	2,300	2,550
18～29（歳）	2,300	2,650	3,050	1,700	2,000	2,300
30～49（歳）	2,300	2,700	3,050	1,750	2,050	2,350
50～64（歳）	2,200	2,600	2,950	1,650	1,950	2,250
65～74（歳）	2,050	2,400	2,750	1,550	1,850	2,100
75以上（歳）[2]	1,800	2,100	—	1,400	1,650	—
妊婦（付加量）[3] 初期 中期 後期				＋50 ＋250 ＋450	＋50 ＋250 ＋450	＋50 ＋250 ＋450
授乳婦（付加量）				＋350	＋350	＋350

[1]：身体活動レベルは，低い，普通，高いの3つのレベルとして，それぞれⅠ，Ⅱ，Ⅲで示した。

[2]：レベルⅡは自立している者，レベルⅠは自宅にいてほとんど外出しない者に相当する。レベルⅠは高齢者施設で自立に近い状態で過ごしている者にも適用できる値である。

[3]：妊婦個々の体格や妊娠中の体重増加量および胎児の発育状況の評価を行うことが必要である。

注1：活用に当たっては，食事摂取状況のアセスメント，体重およびBMIの把握を行い，エネルギーの過不足は，体重の変化またはBMIを用いて評価すること。

注2：身体活動レベルⅠの場合，少ないエネルギー消費量に見合った少ないエネルギー摂取量を維持することになるため，健康の保持・増進の観点からは，身体活動量を増加させる必要がある。

付表 6　タンパク質の食事摂取基準

性　別	男　性				女　性			
年齢等	推定平均 必要量 (g/日)	推奨量 (g/日)	目安量 (g/日)	目標量[1] (%エネル ギー)	推定平均 必要量 (g/日)	推奨量 (g/日)	目安量 (g/日)	目標量[1] (%エネル ギー)
0〜5（月）	—	—	10	—	—	—	10	—
6〜8（月）	—	—	15	—	—	—	15	—
9〜11（月）	—	—	25	—	—	—	25	—
1〜2（歳）	15	20	—	13〜20	15	20	—	13〜20
3〜5（歳）	20	25	—	13〜20	20	25	—	13〜20
6〜7（歳）	25	30	—	13〜20	25	30	—	13〜20
8〜9（歳）	30	40	—	13〜20	30	40	—	13〜20
10〜11（歳）	40	45	—	13〜20	40	50	—	13〜20
12〜14（歳）	50	60	—	13〜20	45	55	—	13〜20
15〜17（歳）	50	65	—	13〜20	45	55	—	13〜20
18〜29（歳）	50	65	—	13〜20	40	50	—	13〜20
30〜49（歳）	50	65	—	13〜20	40	50	—	13〜20
50〜64（歳）	50	65	—	14〜20	40	50	—	14〜20
65〜74（歳）[2]	50	60	—	15〜20	40	50	—	15〜20
75以上（歳）[2]	50	60	—	15〜20	40	50	—	15〜20
妊婦（付加量）初期 　　　　　　中期 　　　　　　後期					+0 +5 +20	+0 +5 +25	—	—[3] —[3] —[4]
授乳婦（付加量）					+15	+20	—	—[4]

[1]：範囲に関しては，おおむねの値を示したものであり，弾力的に運用すること。

[2]：65歳以上の高齢者について，フレイル予防を目的とした量を定めることは難しいが，身長・体重が参照体位に比べて小さい者や，特に75歳以上であって加齢に伴い身体活動量が大きく低下した者など，必要エネルギー摂取量が低い者では，下限が推奨量を下回る場合がありうる。この場合でも，下限は推奨量以上とすることが望ましい。

[3]：妊婦（初期・中期）の目標量は，13〜20%エネルギーとした。

[4]：妊婦（後期）および授乳婦の目標量は，15〜20%エネルギーとした。

付表 7　脂質の食事摂取基準（％エネルギー）

性　別	男　性		女　性	
年齢等	目安量	目標量[1]	目安量	目標量[1]
0 〜 5 （月）	50	—	50	—
6 〜 11 （月）	40	—	40	—
1 〜 2 （歳）	—	20 〜 30	—	20 〜 30
3 〜 5 （歳）	—	20 〜 30	—	20 〜 30
6 〜 7 （歳）	—	20 〜 30	—	20 〜 30
8 〜 9 （歳）	—	20 〜 30	—	20 〜 30
10 〜 11 （歳）	—	20 〜 30	—	20 〜 30
12 〜 14 （歳）	—	20 〜 30	—	20 〜 30
15 〜 17 （歳）	—	20 〜 30	—	20 〜 30
18 〜 29 （歳）	—	20 〜 30	—	20 〜 30
30 〜 49 （歳）	—	20 〜 30	—	20 〜 30
50 〜 64 （歳）	—	20 〜 30	—	20 〜 30
65 〜 74 （歳）	—	20 〜 30	—	20 〜 30
75 以上 （歳）	—	20 〜 30	—	20 〜 30
妊　婦			—	20 〜 30
授乳婦			—	20 〜 30

[1]：範囲に関しては，おおむねの値を示したものである。

付表 8　飽和脂肪酸の食事摂取基準（％エネルギー）[1,2]

性　別	男　性	女　性
年齢等	目標量	目標量
0 〜 5 （月）	—	—
6 〜 11 （月）	—	—
1 〜 2 （歳）	—	—
3 〜 5 （歳）	10 以下	10 以下
6 〜 7 （歳）	10 以下	10 以下
8 〜 9 （歳）	10 以下	10 以下
10 〜 11 （歳）	10 以下	10 以下
12 〜 14 （歳）	10 以下	10 以下
15 〜 17 （歳）	8 以下	8 以下
18 〜 29 （歳）	7 以下	7 以下
30 〜 49 （歳）	7 以下	7 以下
50 〜 64 （歳）	7 以下	7 以下
65 〜 74 （歳）	7 以下	7 以下
75 以上 （歳）	7 以下	7 以下
妊　婦		7 以下
授乳婦		7 以下

[1]：飽和脂肪酸と同じく，脂質異常症および循環器疾患に関与する栄養素としてコレステロールがある。コレステロールに目標量は設定しないが，これは許容される摂取量に上限が存在しないことを保証するものではない。また，脂質異常症の重症化予防の目的からは，200 mg/ 日未満にとどめることが望ましい。

[2]：飽和脂肪酸と同じく，冠動脈疾患に関与する栄養素としてトランス脂肪酸がある。日本人の大多数は，トランス脂肪酸に関する世界保健機関（WHO）の目標（1％エネルギー未満）を下回っており，トランス脂肪酸の摂取による健康への影響は，飽和脂肪酸の摂取によるものと比べて小さいと考えられる。ただし，脂質に偏った食事をしている者では，留意する必要がある。トランス脂肪酸は人体にとって不可欠な栄養素ではなく，健康の保持・増進を図るうえで積極的な摂取は勧められないことから，その摂取量は 1％エネルギー未満にとどめることが望ましく，1％エネルギー未満でもできるだけ低くとどめることが望ましい。

付表 9　n-6系脂肪酸の食事摂取基準（g/日）

性　別	男　性	女　性
年齢等	目安量	目安量
0〜5（月）	4	4
6〜11（月）	4	4
1〜2（歳）	4	4
3〜5（歳）	6	6
6〜7（歳）	8	7
8〜9（歳）	8	7
10〜11（歳）	10	8
12〜14（歳）	11	9
15〜17（歳）	13	9
18〜29（歳）	11	8
30〜49（歳）	10	8
50〜64（歳）	10	8
65〜74（歳）	9	8
75以上（歳）	8	7
妊　婦		9
授乳婦		10

付表 10　n-3系脂肪酸の食事摂取基準（g/日）

性　別	男　性	女　性
年齢等	目安量	目安量
0〜5（月）	0.9	0.9
6〜11（月）	0.8	0.8
1〜2（歳）	0.7	0.8
3〜5（歳）	1.1	1.0
6〜7（歳）	1.5	1.3
8〜9（歳）	1.5	1.3
10〜11（歳）	1.6	1.6
12〜14（歳）	1.9	1.6
15〜17（歳）	2.1	1.6
18〜29（歳）	2.0	1.6
30〜49（歳）	2.0	1.6
50〜64（歳）	2.2	1.9
65〜74（歳）	2.2	2.0
75以上（歳）	2.1	1.8
妊　婦		1.6
授乳婦		1.8

付表 11　炭水化物の食事摂取基準（%エネルギー）

性　別	男　性	女　性
年齢等	目標量[1,2]	目標量[1,2]
0〜5（月）	—	—
6〜11（月）	—	—
1〜2（歳）	50〜65	50〜65
3〜5（歳）	50〜65	50〜65
6〜7（歳）	50〜65	50〜65
8〜9（歳）	50〜65	50〜65
10〜11（歳）	50〜65	50〜65
12〜14（歳）	50〜65	50〜65
15〜17（歳）	50〜65	50〜65
18〜29（歳）	50〜65	50〜65
30〜49（歳）	50〜65	50〜65
50〜64（歳）	50〜65	50〜65
65〜74（歳）	50〜65	50〜65
75以上（歳）	50〜65	50〜65
妊　婦		50〜65
授乳婦		50〜65

付表 12　食物繊維の食事摂取基準（g/日）

性　別	男　性	女　性
年齢等	目標量	目標量
0〜5（月）	—	—
6〜11（月）	—	—
1〜2（歳）	—	—
3〜5（歳）	8以上	8以上
6〜7（歳）	10以上	10以上
8〜9（歳）	11以上	11以上
10〜11（歳）	13以上	13以上
12〜14（歳）	17以上	17以上
15〜17（歳）	19以上	18以上
18〜29（歳）	21以上	18以上
30〜49（歳）	21以上	18以上
50〜64（歳）	21以上	18以上
65〜74（歳）	20以上	17以上
75以上（歳）	20以上	17以上
妊　婦		18以上
授乳婦		18以上

[1]：範囲に関しては，おおむねの値を示したものである。
[2]：アルコールを含む。ただし，アルコール摂取を勧めるものではない。

付表 13　エネルギー産生栄養素バランス（％エネルギー）

性　別	男　性				女　性			
	目標量[1,2]				目標量[1,2]			
年齢等	タンパク質[3]	脂質[4]		炭水化物[5,6]	タンパク質[3]	脂質[4]		炭水化物[5,6]
		脂質	飽和脂肪酸			脂質	飽和脂肪酸	
0 〜 11（月）	—	—	—	—	—	—	—	—
1 〜 2（歳）	13 〜 20	20 〜 30	—	50 〜 65	13 〜 20	20 〜 30	—	50 〜 65
3 〜 5（歳）	13 〜 20	20 〜 30	10 以下	50 〜 65	13 〜 20	20 〜 30	10 以下	50 〜 65
6 〜 7（歳）	13 〜 20	20 〜 30	10 以下	50 〜 65	13 〜 20	20 〜 30	10 以下	50 〜 65
8 〜 9（歳）	13 〜 20	20 〜 30	10 以下	50 〜 65	13 〜 20	20 〜 30	10 以下	50 〜 65
10 〜 11（歳）	13 〜 20	20 〜 30	10 以下	50 〜 65	13 〜 20	20 〜 30	10 以下	50 〜 65
12 〜 14（歳）	13 〜 20	20 〜 30	10 以下	50 〜 65	13 〜 20	20 〜 30	10 以下	50 〜 65
15 〜 17（歳）	13 〜 20	20 〜 30	8 以下	50 〜 65	13 〜 20	20 〜 30	8 以下	50 〜 65
18 〜 29（歳）	13 〜 20	20 〜 30	7 以下	50 〜 65	13 〜 20	20 〜 30	7 以下	50 〜 65
30 〜 49（歳）	13 〜 20	20 〜 30	7 以下	50 〜 65	13 〜 20	20 〜 30	7 以下	50 〜 65
50 〜 64（歳）	14 〜 20	20 〜 30	7 以下	50 〜 65	14 〜 20	20 〜 30	7 以下	50 〜 65
65 〜 74（歳）	15 〜 20	20 〜 30	7 以下	50 〜 65	15 〜 20	20 〜 30	7 以下	50 〜 65
75 以上（歳）	15 〜 20	20 〜 30	7 以下	50 〜 65	15 〜 20	20 〜 30	7 以下	50 〜 65
妊婦　初期 　　　中期 　　　後期					13 〜 20 13 〜 20 15 〜 20	20 〜 30	7 以下	50 〜 65
授乳婦					15 〜 20			

[1]：必要なエネルギー量を確保したうえでのバランスとすること。

[2]：範囲に関しては，おおむねの値を示したものであり，弾力的に運用すること。

[3]：65 歳以上の高齢者について，フレイル予防を目的とした量を定めることは難しいが，身長・体重が参照体位に比べて小さい者や，特に 75 歳以上であって加齢に伴い身体活動量が大きく低下した者など，必要エネルギー摂取量が低い者では，下限が推奨量を下回る場合がありえる。この場合でも，下限は推奨量以上とすることが望ましい。

[4]：脂質については，その構成成分である飽和脂肪酸など，質への配慮を十分に行う必要がある。

[5]：アルコールを含む。ただし，アルコールの摂取を勧めるものではない。

[6]：食物繊維の目標量を十分に注意すること。

付表 14 ビタミン A の食事摂取基準（μgRAE/日）[1]

性 別	男 性				女 性			
年齢等	推定 平均 必要量[2]	推奨量[2]	目安量[3]	耐容 上限量[3]	推定 平均 必要量[2]	推奨量[2]	目安量[3]	耐容 上限量[3]
0〜5（月）	—	—	300	600	—	—	300	600
6〜11（月）	—	—	400	600	—	—	400	600
1〜2（歳）	300	400	—	600	250	350	—	600
3〜5（歳）	350	450	—	700	350	500	—	850
6〜7（歳）	300	400	—	950	300	400	—	1,200
8〜9（歳）	350	500	—	1,200	350	500	—	1,500
10〜11（歳）	450	600	—	1,500	400	600	—	1,900
12〜14（歳）	550	800	—	2,100	500	700	—	2,500
15〜17（歳）	650	900	—	2,500	500	650	—	2,800
18〜29（歳）	600	850	—	2,700	450	650	—	2,700
30〜49（歳）	650	900	—	2,700	500	700	—	2,700
50〜64（歳）	650	900	—	2,700	500	700	—	2,700
65〜74（歳）	600	850	—	2,700	500	700	—	2,700
75 以上（歳）	550	800	—	2,700	450	650	—	2,700
妊婦（付加量） 初期 中期 後期					＋0 ＋0 ＋60	＋0 ＋0 ＋80	— 	—
授乳婦（付加量）					＋300	＋450	—	—

[1]：レチノール活性当量（μgRAE）＝レチノール（μg）＋β－カロテン（μg）×1/12 ＋α－カロテン（μg）×1/24 ＋β－クリプトキサンチン（μg）×1/24 ＋その他のプロビタミン A カロテノイド（μg）×1/24
[2]：プロビタミン A カロテノイドを含む。
[3]：プロビタミン A カロテノイドを含まない。

付表 15　ビタミン D の食事摂取基準（μg/日）[1]

性　別	男　性		女　性	
年齢等	目安量	耐容上限量	目安量	耐容上限量
0 〜 5 （月）	5.0	25	5.0	25
6 〜 11 （月）	5.0	25	5.0	25
1 〜 2 （歳）	3.0	20	3.5	20
3 〜 5 （歳）	3.5	30	4.0	30
6 〜 7 （歳）	4.5	30	5.0	30
8 〜 9 （歳）	5.0	40	6.0	40
10 〜 11 （歳）	6.5	60	8.0	60
12 〜 14 （歳）	8.0	80	9.5	80
15 〜 17 （歳）	9.0	90	8.5	90
18 〜 29 （歳）	8.5	100	8.5	100
30 〜 49 （歳）	8.5	100	8.5	100
50 〜 64 （歳）	8.5	100	8.5	100
65 〜 74 （歳）	8.5	100	8.5	100
75 以上 （歳）	8.5	100	8.5	100
妊　婦			8.5	—
授乳婦			8.5	—

[1]：日照により皮膚でビタミン D が産生されることを踏まえ，フレイル予防を図る者はもとより，全年齢区分を通じて，日常生活において可能な範囲内での適度な日光浴を心がけるとともに，ビタミン D の摂取については，日照時間を考慮に入れることが重要である。

付表 16　ビタミン E の食事摂取基準（mg/日）[1]

性　別	男　性		女　性	
年齢等	目安量	耐容上限量	目安量	耐容上限量
0 〜 5 （月）	3.0	—	3.0	—
6 〜 11 （月）	4.0	—	4.0	—
1 〜 2 （歳）	3.0	150	3.0	150
3 〜 5 （歳）	4.0	200	4.0	200
6 〜 7 （歳）	5.0	300	5.0	300
8 〜 9 （歳）	5.0	350	5.0	350
10 〜 11 （歳）	5.5	450	5.5	450
12 〜 14 （歳）	6.5	650	6.0	600
15 〜 17 （歳）	7.0	750	5.5	650
18 〜 29 （歳）	6.0	850	5.0	650
30 〜 49 （歳）	6.0	900	5.5	700
50 〜 64 （歳）	7.0	850	6.0	700
65 〜 74 （歳）	7.0	850	6.5	650
75 以上 （歳）	6.5	750	6.5	650
妊　婦			6.5	—
授乳婦			7.0	—

[1]：α-トコフェロールについて算定した。α-トコフェロール以外のビタミン E は含んでいない。

付表 17　ビタミン K の食事摂取基準（μg/日）

性　別	男　性	女　性
年齢等	目安量	目安量
0 ～ 5（月）	4	4
6 ～ 11（月）	7	7
1 ～ 2（歳）	50	60
3 ～ 5（歳）	60	70
6 ～ 7（歳）	80	90
8 ～ 9（歳）	90	110
10 ～ 11（歳）	110	140
12 ～ 14（歳）	140	170
15 ～ 17（歳）	160	150
18 ～ 29（歳）	150	150
30 ～ 49（歳）	150	150
50 ～ 64（歳）	150	150
65 ～ 74（歳）	150	150
75 以上（歳）	150	150
妊　婦		150
授乳婦		150

付表 18　ビタミン B_1 の食事摂取基準（mg/日）[1,2]

性　別	男　性			女　性		
年齢等	推定平均必要量	推奨量	目安量	推定平均必要量	推奨量	目安量
0 ～ 5（月）	—	—	0.1	—	—	0.1
6 ～ 11（月）	—	—	0.2	—	—	0.2
1 ～ 2（歳）	0.4	0.5	—	0.4	0.5	—
3 ～ 5（歳）	0.6	0.7	—	0.6	0.7	—
6 ～ 7（歳）	0.7	0.8	—	0.7	0.8	—
8 ～ 9（歳）	0.8	1.0	—	0.8	0.9	—
10 ～ 11（歳）	1.0	1.2	—	0.9	1.1	—
12 ～ 14（歳）	1.2	1.4	—	1.1	1.3	—
15 ～ 17（歳）	1.3	1.5	—	1.0	1.2	—
18 ～ 29（歳）	1.2	1.4	—	0.9	1.1	—
30 ～ 49（歳）	1.2	1.4	—	0.9	1.1	—
50 ～ 64（歳）	1.1	1.3	—	0.9	1.1	—
65 ～ 74（歳）	1.1	1.3	—	0.9	1.1	—
75 以上（歳）	1.0	1.2	—	0.8	0.9	—
妊　婦（付加量）				＋ 0.2	＋ 0.2	—
授乳婦（付加量）				＋ 0.2	＋ 0.2	—

[1]：チアミン塩化物塩酸塩（分子量 = 337.3）の重量として示した。
[2]：身体活動レベル II の推定エネルギー必要量を用いて算定した。
特記事項：推定平均必要量は，ビタミン B_1 の欠乏症である脚気を予防するに足る最小必要量からではなく，尿中にビタミン B_1 の排泄量が
　　　　　増大しはじめる摂取量（体内飽和量）から算定。

付表 19　ビタミン B₂ の食事摂取基準（mg/日）[1]

性　別	男　性			女　性		
年齢等	推定平均必要量	推奨量	目安量	推定平均必要量	推奨量	目安量
0〜5（月）	—	—	0.3	—	—	0.3
6〜11（月）	—	—	0.4	—	—	0.4
1〜2（歳）	0.5	0.6	—	0.5	0.5	—
3〜5（歳）	0.7	0.8	—	0.6	0.8	—
6〜7（歳）	0.8	0.9	—	0.7	0.9	—
8〜9（歳）	0.9	1.1	—	0.9	1.0	—
10〜11（歳）	1.1	1.4	—	1.0	1.3	—
12〜14（歳）	1.3	1.6	—	1.2	1.4	—
15〜17（歳）	1.4	1.7	—	1.2	1.4	—
18〜29（歳）	1.3	1.6	—	1.0	1.2	—
30〜49（歳）	1.3	1.6	—	1.0	1.2	—
50〜64（歳）	1.2	1.5	—	1.0	1.2	—
65〜74（歳）	1.2	1.5	—	1.0	1.2	—
75 以上（歳）	1.1	1.3	—	0.9	1.0	—
妊　婦（付加量）				＋0.2	＋0.3	—
授乳婦（付加量）				＋0.5	＋0.6	—

[1]：身体活動レベルⅡの推定エネルギー必要量を用いて算定した。
特記事項：推定平均必要量は，ビタミン B₂ の欠乏症である口唇炎，口角炎，舌炎などの皮膚炎を予防するに足る最小量からではなく，
尿中にビタミン B₂ の排泄量が増大しはじめる摂取量（体内飽和量）から算定。

付表 20　ナイアシンの食事摂取基準（mgNE/日）[1,2]

性　別	男　性				女　性			
年齢等	推定平均必要量	推奨量	目安量	耐容上限量[3]	推定平均必要量	推奨量	目安量	耐容上限量[3]
0〜5（月）[4]	—	—	2	—	—	—	2	—
6〜11（月）	—	—	3	—	—	—	3	—
1〜2（歳）	5	6	—	60（15）	4	5	—	60（15）
3〜5（歳）	6	8	—	80（20）	6	7	—	80（20）
6〜7（歳）	7	9	—	100（30）	7	8	—	100（30）
8〜9（歳）	9	11	—	150（35）	8	10	—	150（35）
10〜11（歳）	11	13	—	200（45）	10	10	—	150（45）
12〜14（歳）	12	15	—	250（60）	12	14	—	250（60）
15〜17（歳）	14	17	—	300（70）	11	13	—	250（65）
18〜29（歳）	13	15	—	300（80）	9	11	—	250（65）
30〜49（歳）	13	15	—	350（85）	10	12	—	250（65）
50〜64（歳）	12	14	—	350（85）	9	11	—	250（65）
65〜74（歳）	12	14	—	300（80）	9	11	—	250（65）
75 以上（歳）	11	13	—	300（75）	9	10	—	250（60）
妊　婦（付加量）					＋0	＋0	—	—
授乳婦（付加量）					＋3	＋3	—	—

[1]：ナイアシン当量（NE）＝ナイアシン＋1/60 トリプトファンで示した。
[2]：身体活動レベルⅡの推定エネルギー必要量を用いて算定した。
[3]：ニコチンアミドの重量（mg/日），（ ）内はニコチン酸の重量（mg/日）。
[4]：単位は mg/日。

付表 21　ビタミン B$_6$ の食事摂取基準（mg/日）[1]

性　別	男　性				女　性			
年齢等	推定平均必要量	推奨量	目安量	耐容上限量[2]	推定平均必要量	推奨量	目安量	耐容上限量[2]
0～5（月）	―	―	0.2	―	―	―	0.2	―
6～11（月）	―	―	0.3	―	―	―	0.3	―
1～2（歳）	0.4	0.5	―	10	0.4	0.5	―	10
3～5（歳）	0.5	0.6	―	15	0.5	0.6	―	15
6～7（歳）	0.7	0.8	―	20	0.6	0.7	―	20
8～9（歳）	0.8	0.9	―	25	0.8	0.9	―	25
10～11（歳）	1.0	1.1	―	30	1.0	1.1	―	30
12～14（歳）	1.2	1.4	―	40	1.0	1.3	―	40
15～17（歳）	1.2	1.5	―	50	1.0	1.3	―	45
18～29（歳）	1.1	1.4	―	55	1.0	1.1	―	45
30～49（歳）	1.1	1.4	―	60	1.0	1.1	―	45
50～64（歳）	1.1	1.4	―	55	1.0	1.1	―	45
65～74（歳）	1.1	1.4	―	50	1.0	1.1	―	40
75 以上（歳）	1.1	1.4	―	50	1.0	1.1	―	40
妊　婦（付加量）					+ 0.2	+ 0.2	―	―
授乳婦（付加量）					+ 0.3	+ 0.3	―	―

[1]：タンパク質の推奨量を用いて算定した（妊婦・授乳婦の付加量は除く）。
[2]：ピリドキシン（分子量 = 169.2）の重量として示した。

付表 22　ビタミン B$_{12}$ の食事摂取基準（μg/日）[1]

性　別	男　性			女　性		
年齢等	推定平均必要量	推奨量	目安量	推定平均必要量	推奨量	目安量
0～5（月）	―	―	0.4	―	―	0.4
6～11（月）	―	―	0.5	―	―	0.5
1～2（歳）	0.8	0.9	―	0.8	0.9	―
3～5（歳）	0.9	1.1	―	0.9	1.1	―
6～7（歳）	1.1	1.3	―	1.1	1.3	―
8～9（歳）	1.3	1.6	―	1.3	1.6	―
10～11（歳）	1.6	1.9	―	1.6	1.9	―
12～14（歳）	2.0	2.4	―	2.0	2.4	―
15～17（歳）	2.0	2.4	―	2.0	2.4	―
18～29（歳）	2.0	2.4	―	2.0	2.4	―
30～49（歳）	2.0	2.4	―	2.0	2.4	―
50～64（歳）	2.0	2.4	―	2.0	2.4	―
65～74（歳）	2.0	2.4	―	2.0	2.4	―
75 以上（歳）	2.0	2.4	―	2.0	2.4	―
妊　婦（付加量）				+ 0.3	+ 0.4	―
授乳婦（付加量）				+ 0.7	+ 0.8	―

[1]：シアノコバラミン（分子量 = 1,355.37）の重量として示した。

付表 23　葉酸の食事摂取基準（μg/日）[1]

性　別	男　性				女　性			
年齢等	推定平均必要量	推奨量	目安量	耐容上限量[2]	推定平均必要量	推奨量	目安量	耐容上限量[2]
0〜5（月）	—	—	40	—	—	—	40	—
6〜11（月）	—	—	60	—	—	—	60	—
1〜2（歳）	80	90	—	200	90	90	—	200
3〜5（歳）	90	110	—	300	90	110	—	300
6〜7（歳）	110	140	—	400	110	140	—	400
8〜9（歳）	130	160	—	500	130	160	—	500
10〜11（歳）	160	190	—	700	160	190	—	700
12〜14（歳）	200	240	—	900	200	240	—	900
15〜17（歳）	220	240	—	900	200	240	—	900
18〜29（歳）	200	240	—	900	200	240	—	900
30〜49（歳）	200	240	—	1,000	200	240	—	1,000
50〜64（歳）	200	240	—	1,000	200	240	—	1,000
65〜74（歳）	200	240	—	900	200	240	—	900
75以上（歳）	200	240	—	900	200	240	—	900
妊　婦（付加量）[3,4]					＋200	＋240	—	—
授乳婦（付加量）					＋80	＋100	—	—

[1]：プテロイルモノグルタミン酸（分子量＝441.40）の重量として示した。
[2]：通常の食品以外の食品に含まれる葉酸（狭義の葉酸）に適用する。
[3]：妊娠を計画している女性，妊娠の可能性がある女性および妊娠初期の妊婦は，胎児の神経管閉鎖障害のリスク低減のために，通常の食品以外の食品に含まれる葉酸（狭義の葉酸）を 400 μg/ 日摂取することが望まれる。
[4]：付加量は，中期および後期にのみ設定した。

付表 24　パントテン酸の食事摂取基準（mg/日）

性　別	男　性	女　性
年齢等	目安量	目安量
0〜5（月）	4	4
6〜11（月）	5	5
1〜2（歳）	3	4
3〜5（歳）	4	4
6〜7（歳）	5	5
8〜9（歳）	6	5
10〜11（歳）	6	6
12〜14（歳）	7	6
15〜17（歳）	7	6
18〜29（歳）	5	5
30〜49（歳）	5	5
50〜64（歳）	6	5
65〜74（歳）	6	5
75以上（歳）	6	5
妊　婦		5
授乳婦		6

付表 25　ビオチンの食事摂取基準（μg/日）

性　別	男　性	女　性
年齢等	目安量	目安量
0〜5（月）	4	4
6〜11（月）	5	5
1〜2（歳）	20	20
3〜5（歳）	20	20
6〜7（歳）	30	30
8〜9（歳）	30	30
10〜11（歳）	40	40
12〜14（歳）	50	50
15〜17（歳）	50	50
18〜29（歳）	50	50
30〜49（歳）	50	50
50〜64（歳）	50	50
65〜74（歳）	50	50
75以上（歳）	50	50
妊　婦		50
授乳婦		50

付表 26　ビタミン C の食事摂取基準（mg/日）[1]

性　別	男　性			女　性		
年齢等	推定平均 必要量	推奨量	目安量	推定平均 必要量	推奨量	目安量
0〜5（月）	—	—	40	—	—	40
6〜11（月）	—	—	40	—	—	40
1〜2（歳）	35	40	—	35	40	—
3〜5（歳）	40	50	—	40	50	—
6〜7（歳）	50	60	—	50	60	—
8〜9（歳）	60	70	—	60	70	—
10〜11（歳）	70	85	—	70	85	—
12〜14（歳）	85	100	—	85	100	—
15〜17（歳）	85	100	—	85	100	—
18〜29（歳）	85	100	—	85	100	—
30〜49（歳）	85	100	—	85	100	—
50〜64（歳）	85	100	—	85	100	—
65〜74（歳）	80	100	—	80	100	—
75 以上（歳）	80	100	—	80	100	—
妊　婦（付加量）				＋10	＋10	—
授乳婦（付加量）				＋40	＋45	—

[1]：L-アスコルビン酸（分子量＝176.12）の重量で示した。
特記事項：推定平均必要量は，ビタミン C の欠乏症である壊血病を予防するに足る最小量からではなく，心臓血管系の疾病予防効果およ
　　　　　び抗酸化作用の観点から算定。

付表 27　ナトリウムの食事摂取基準（mg/日）（（　）は食塩相当量（g/日））[1]

性　別	男　性			女　性		
年齢等	推定平均 必要量	目安量	目標量	推定平均 必要量	目安量	目標量
0〜5（月）	—	100（0.3）	—	—	100（0.3）	—
6〜11（月）	—	600（1.5）	—	—	600（1.5）	—
1〜2（歳）	—	—	（3.0 未満）	—	—	（3.0 未満）
3〜5（歳）	—	—	（3.5 未満）	—	—	（3.5 未満）
6〜7（歳）	—	—	（4.5 未満）	—	—	（4.5 未満）
8〜9（歳）	—	—	（5.0 未満）	—	—	（5.0 未満）
10〜11（歳）	—	—	（6.0 未満）	—	—	（6.0 未満）
12〜14（歳）	—	—	（7.0 未満）	—	—	（6.5 未満）
15〜17（歳）	—	—	（7.5 未満）	—	—	（6.5 未満）
18〜29（歳）	600（1.5）	—	（7.5 未満）	600（1.5）	—	（6.5 未満）
30〜49（歳）	600（1.5）	—	（7.5 未満）	600（1.5）	—	（6.5 未満）
50〜64（歳）	600（1.5）	—	（7.5 未満）	600（1.5）	—	（6.5 未満）
65〜74（歳）	600（1.5）	—	（7.5 未満）	600（1.5）	—	（6.5 未満）
75 以上（歳）	600（1.5）	—	（7.5 未満）	600（1.5）	—	（6.5 未満）
妊　婦				600（1.5）	—	（6.5 未満）
授乳婦				600（1.5）	—	（6.5 未満）

[1]：高血圧および慢性腎臓病（CKD）の重症化予防のための食塩相当量の量は，男女とも 6.0 g/日未満とした。

付表 28　カリウムの食事摂取基準（mg/日）

性　別	男　性		女　性	
年齢等	目安量	目標量	目安量	目標量
0〜5（月）	400	—	400	—
6〜11（月）	700	—	700	—
1〜2（歳）	900	—	900	—
3〜5（歳）	1,000	1,400 以上	1,000	1,400 以上
6〜7（歳）	1,300	1,800 以上	1,200	1,800 以上
8〜9（歳）	1,500	2,000 以上	1,500	2,000 以上
10〜11（歳）	1,800	2,200 以上	1,800	2,000 以上
12〜14（歳）	2,300	2,400 以上	1,900	2,400 以上
15〜17（歳）	2,700	3,000 以上	2,000	2,600 以上
18〜29（歳）	2,500	3,000 以上	2,000	2,600 以上
30〜49（歳）	2,500	3,000 以上	2,000	2,600 以上
50〜64（歳）	2,500	3,000 以上	2,000	2,600 以上
65〜74（歳）	2,500	3,000 以上	2,000	2,600 以上
75 以上（歳）	2,500	3,000 以上	2,000	2,600 以上
妊　婦			2,000	2,600 以上
授乳婦			2,200	2,600 以上

付表 29　カルシウムの食事摂取基準（mg/日）

性　別	男　性				女　性			
年齢等	推定平均必要量	推奨量	目安量	耐容上限量	推定平均必要量	推奨量	目安量	耐容上限量
0〜5（月）	—	—	200	—	—	—	200	—
6〜11（月）	—	—	250	—	—	—	250	—
1〜2（歳）	350	450	—	—	350	400	—	—
3〜5（歳）	500	600	—	—	450	550	—	—
6〜7（歳）	500	600	—	—	450	550	—	—
8〜9（歳）	550	650	—	—	600	750	—	—
10〜11（歳）	600	700	—	—	600	750	—	—
12〜14（歳）	850	1,000	—	—	700	800	—	—
15〜17（歳）	650	800	—	—	550	650	—	—
18〜29（歳）	650	800	—	2,500	550	650	—	2,500
30〜49（歳）	600	750	—	2,500	550	650	—	2,500
50〜64（歳）	600	750	—	2,500	550	650	—	2,500
65〜74（歳）	600	750	—	2,500	550	650	—	2,500
75 以上（歳）	600	700	—	2,500	500	600	—	2,500
妊　婦（付加量）					＋0	＋0	—	—
授乳婦（付加量）					＋0	＋0	—	—

付表 30　マグネシウムの食事摂取基準（mg/日）

性　別	男　性				女　性			
年齢等	推定平均必要量	推奨量	目安量	耐容上限量[1]	推定平均必要量	推奨量	目安量	耐容上限量[1]
0～5（月）	—	—	20	—	—	—	20	—
6～11（月）	—	—	60	—	—	—	60	—
1～2（歳）	60	70	—	—	60	70	—	—
3～5（歳）	80	100	—	—	80	100	—	—
6～7（歳）	110	130	—	—	110	130	—	—
8～9（歳）	140	170	—	—	140	160	—	—
10～11（歳）	180	210	—	—	180	220	—	—
12～14（歳）	250	290	—	—	240	290	—	—
15～17（歳）	300	360	—	—	260	310	—	—
18～29（歳）	280	340	—	—	230	270	—	—
30～49（歳）	310	370	—	—	240	290	—	—
50～64（歳）	310	370	—	—	240	290	—	—
65～74（歳）	290	350	—	—	230	280	—	—
75 以上（歳）	270	320	—	—	220	260	—	—
妊　婦（付加量）					＋30	＋40	—	—
授乳婦（付加量）					＋0	＋0	—	—

[1]：通常の食品以外からの摂取量の耐容上限量は，成人の場合 350 mg/日，小児では 5 mg/kg 体重/日とした。それ以外の通常の食品からの摂取の場合，耐容上限量は設定しない。

付表 31　リンの食事摂取基準（mg/日）

性　別	男　性		女　性	
年齢等	目安量	耐容上限量	目安量	耐容上限量
0～5（月）	120	—	120	—
6～11（月）	260	—	260	—
1～2（歳）	500	—	500	—
3～5（歳）	700	—	700	—
6～7（歳）	900	—	800	—
8～9（歳）	1,000	—	1,000	—
10～11（歳）	1,100	—	1,000	—
12～14（歳）	1,200	—	1,000	—
15～17（歳）	1,200	—	900	—
18～29（歳）	1,000	3,000	800	3,000
30～49（歳）	1,000	3,000	800	3,000
50～64（歳）	1,000	3,000	800	3,000
65～74（歳）	1,000	3,000	800	3,000
75 以上（歳）	1,000	3,000	800	3,000
妊　婦			800	—
授乳婦			800	—

付表 32　鉄の食事摂取基準（mg／日）

性　別	男　性				女　性					
					月経なし		月経あり			
年齢等	推定平均必要量	推奨量	目安量	耐容上限量	推定平均必要量	推奨量	推定平均必要量	推奨量	目安量	耐容上限量
0〜5（月）	―	―	0.5	―	―	―	―	―	0.5	―
6〜11（月）	3.5	5.0	―	―	3.5	4.5	―	―	―	―
1〜2（歳）	3.0	4.5	―	25	3.0	4.5	―	―	―	20
3〜5（歳）	4.0	5.5	―	25	4.0	5.5	―	―	―	25
6〜7（歳）	5.0	5.5	―	30	4.5	5.5	―	―	―	30
8〜9（歳）	6.0	7.0	―	35	6.0	7.5	―	―	―	35
10〜11（歳）	7.0	8.5	―	35	7.0	8.5	10.0	12.0	―	35
12〜14（歳）	8.0	10.0	―	40	7.0	8.5	10.0	12.0	―	40
15〜17（歳）	8.0	10.0	―	50	5.5	7.0	8.5	10.5	―	40
18〜29（歳）	6.5	7.5	―	50	5.5	6.5	8.5	10.5	―	40
30〜49（歳）	6.5	7.5	―	50	5.5	6.5	9.0	10.5	―	40
50〜64（歳）	6.5	7.5	―	50	5.5	6.5	9.0	11.0	―	40
65〜74（歳）	6.0	7.5	―	50	5.0	6.0	―	―	―	40
75以上（歳）	6.0	7.0	―	50	5.0	6.0	―	―	―	40
妊婦（付加量）初期　　中期・後期					＋2.0 ＋8.0	＋2.5 ＋9.5	―	―	―	―
授乳婦（付加量）					＋2.0	＋2.5	―	―	―	―

付表 33　亜鉛の食事摂取基準（mg／日）

性　別	男　性				女　性			
年齢等	推定平均必要量	推奨量	目安量	耐容上限量	推定平均必要量	推奨量	目安量	耐容上限量
0〜5（月）	―	―	2	―	―	―	2	―
6〜11（月）	―	―	3	―	―	―	3	―
1〜2（歳）	3	3	―	―	2	3	―	―
3〜5（歳）	3	4	―	―	3	3	―	―
6〜7（歳）	4	5	―	―	3	4	―	―
8〜9（歳）	5	6	―	―	4	5	―	―
10〜11（歳）	6	7	―	―	5	6	―	―
12〜14（歳）	9	10	―	―	7	8	―	―
15〜17（歳）	10	12	―	―	7	8	―	―
18〜29（歳）	9	11	―	40	7	8	―	35
30〜49（歳）	9	11	―	45	7	8	―	35
50〜64（歳）	9	11	―	45	7	8	―	35
65〜74（歳）	9	11	―	40	7	8	―	35
75以上（歳）	9	10	―	40	6	8	―	30
妊　婦（付加量）					＋1	＋2	―	―
授乳婦（付加量）					＋3	＋4	―	―

付表 34　銅の食事摂取基準（mg/日）

性　別	男　性				女　性			
年齢等	推定平均必要量	推奨量	目安量	耐容上限量	推定平均必要量	推奨量	目安量	耐容上限量
0〜5（月）	—	—	0.3	—	—	—	0.3	—
6〜11（月）	—	—	0.3	—	—	—	0.3	—
1〜2（歳）	0.3	0.3	—	—	0.2	0.3	—	—
3〜5（歳）	0.3	0.4	—	—	0.3	0.3	—	—
6〜7（歳）	0.4	0.4	—	—	0.4	0.4	—	—
8〜9（歳）	0.4	0.5	—	—	0.4	0.5	—	—
10〜11（歳）	0.5	0.6	—	—	0.5	0.6	—	—
12〜14（歳）	0.7	0.8	—	—	0.6	0.8	—	—
15〜17（歳）	0.8	0.9	—	—	0.6	0.7	—	—
18〜29（歳）	0.7	0.9	—	7	0.6	0.7	—	7
30〜49（歳）	0.7	0.9	—	7	0.6	0.7	—	7
50〜64（歳）	0.7	0.9	—	7	0.6	0.7	—	7
65〜74（歳）	0.7	0.9	—	7	0.6	0.7	—	7
75 以上（歳）	0.7	0.8	—	7	0.6	0.7	—	7
妊　婦（付加量）					＋0.1	＋0.1	—	—
授乳婦（付加量）					＋0.5	＋0.6	—	—

付表 35　マンガンの食事摂取基準（mg/日）

性　別	男　性		女　性	
年齢等	目安量	耐容上限量	目安量	耐容上限量
0〜5（月）	0.01	—	0.01	—
6〜11（月）	0.5	—	0.5	—
1〜2（歳）	1.5	—	1.5	—
3〜5（歳）	1.5	—	1.5	—
6〜7（歳）	2.0	—	2.0	—
8〜9（歳）	2.5	—	2.5	—
10〜11（歳）	3.0	—	3.0	—
12〜14（歳）	4.0	—	4.0	—
15〜17（歳）	4.5	—	3.5	—
18〜29（歳）	4.0	11	3.5	11
30〜49（歳）	4.0	11	3.5	11
50〜64（歳）	4.0	11	3.5	11
65〜74（歳）	4.0	11	3.5	11
75 以上（歳）	4.0	11	3.5	11
妊　婦			3.5	—
授乳婦			3.5	—

付表 36　ヨウ素の食事摂取基準（μg/日）

性　別	男　性				女　性			
年齢等	推定平均必要量	推奨量	目安量	耐容上限量	推定平均必要量	推奨量	目安量	耐容上限量
0〜5（月）	―	―	100	250	―	―	100	250
6〜11（月）	―	―	130	250	―	―	130	250
1〜2（歳）	35	50	―	300	35	50	―	300
3〜5（歳）	45	60	―	400	45	60	―	400
6〜7（歳）	55	75	―	550	55	75	―	550
8〜9（歳）	65	90	―	700	65	90	―	700
10〜11（歳）	80	110	―	900	80	110	―	900
12〜14（歳）	95	140	―	2,000	95	140	―	2,000
15〜17（歳）	100	140	―	3,000	100	140	―	3,000
18〜29（歳）	95	130	―	3,000	95	130	―	3,000
30〜49（歳）	95	130	―	3,000	95	130	―	3,000
50〜64（歳）	95	130	―	3,000	95	130	―	3,000
65〜74（歳）	95	130	―	3,000	95	130	―	3,000
75以上（歳）	95	130	―	3,000	95	130	―	3,000
妊　婦（付加量）					＋75	＋110	―	―[1]
授乳婦（付加量）					＋100	＋140	―	―[1]

[1]：妊婦および授乳婦の耐容上限量は，2,000 μg/日とした。

付表 37　セレンの食事摂取基準（μg/日）

性　別	男　性				女　性			
年齢等	推定平均必要量	推奨量	目安量	耐容上限量	推定平均必要量	推奨量	目安量	耐容上限量
0〜5（月）	―	―	15	―	―	―	15	―
6〜11（月）	―	―	15	―	―	―	15	―
1〜2（歳）	10	10	―	100	10	10	―	100
3〜5（歳）	10	15	―	100	10	10	―	100
6〜7（歳）	15	15	―	150	15	15	―	150
8〜9（歳）	15	20	―	200	15	20	―	200
10〜11（歳）	20	25	―	250	20	25	―	250
12〜14（歳）	25	30	―	350	25	30	―	300
15〜17（歳）	30	35	―	400	20	25	―	350
18〜29（歳）	25	30	―	450	20	25	―	350
30〜49（歳）	25	30	―	450	20	25	―	350
50〜64（歳）	25	30	―	450	20	25	―	350
65〜74（歳）	25	30	―	450	20	25	―	350
75以上（歳）	25	30	―	400	20	25	―	350
妊　婦（付加量）					＋5	＋5	―	―
授乳婦（付加量）					＋15	＋20	―	―

付表 38　クロムの食事摂取基準（μg/日）

性　別	男　性		女　性	
年齢等	目安量	耐用上限量	目安量	耐用上限量
0〜5（月）	0.8	—	0.8	—
6〜11（月）	1.0	—	1.0	—
1〜2（歳）	—	—	—	—
3〜5（歳）	—	—	—	—
6〜7（歳）	—	—	—	—
8〜9（歳）	—	—	—	—
10〜11（歳）	—	—	—	—
12〜14（歳）	—	—	—	—
15〜17（歳）	—	—	—	—
18〜29（歳）	10	500	10	500
30〜49（歳）	10	500	10	500
50〜64（歳）	10	500	10	500
65〜74（歳）	10	500	10	500
75以上（歳）	10	500	10	500
妊　婦			10	—
授乳婦			10	—

付表 39　モリブデンの食事摂取基準（μg/日）

性　別	男　性				女　性			
年齢等	推定平均必要量	推奨量	目安量	耐容上限量	推定平均必要量	推奨量	目安量	耐容上限量
0〜5（月）	—	—	2	—	—	—	2	—
6〜11（月）	—	—	5	—	—	—	5	—
1〜2（歳）	10	10	—	—	10	10	—	—
3〜5（歳）	10	10	—	—	10	10	—	—
6〜7（歳）	10	15	—	—	10	15	—	—
8〜9（歳）	15	20	—	—	15	15	—	—
10〜11（歳）	15	20	—	—	15	20	—	—
12〜14（歳）	20	25	—	—	20	25	—	—
15〜17（歳）	25	30	—	—	20	25	—	—
18〜29（歳）	20	30	—	600	20	25	—	500
30〜49（歳）	25	30	—	600	20	25	—	500
50〜64（歳）	25	25	—	600	20	25	—	500
65〜74（歳）	20	25	—	600	20	25	—	500
75以上（歳）	20	25	—	600	20	25	—	500
妊　婦（付加量）					＋0	＋0	—	—
授乳婦（付加量）					＋3	＋3	—	—

索　引

著者略歴

下村　吉治（しもむら　よしはる）

1953 年 4 月 15 日生

1972 ～ 1976 年	東京教育大学体育学部健康教育学科（栄養学専攻）
1976 ～ 1978 年	筑波大学大学院体育研究科修士課程（栄養学専攻）
1979 ～ 1983 年	名古屋大学大学院医学研究科博士課程（生化学専攻）
	学位：医学博士（1983 年　名古屋大学）
1983 ～ 1987 年	名古屋大学医学部　助手
	この間，1986 ～ 1987 年　米国インディアナ大学医学部生化学講座に留学
1987 ～ 1992 年	筑波大学体育科学系　講師
1992 ～ 1997 年	名古屋工業大学工学部　助教授
1997 ～ 2003 年	名古屋工業大学工学部　教授
2003 ～ 2008 年	名古屋工業大学大学院工学研究科　教授
2008 ～ 2019 年	名古屋大学大学院生命農学研究科　教授
2009 年～	名古屋工業大学　名誉教授
2011 ～ 2014 年	日本アミノ酸学会　会長
2015 ～ 2019 年	名古屋大学大学院生命農学研究科　評議員（副研究科長）
2016 ～ 2017 年	公益社団法人 日本栄養・食糧学会　会長
2019 年～	名古屋大学　名誉教授
	中部大学応用生物学部　教授
2020 年～	中部大学応用生物学部食品栄養科学科食品栄養科学専攻　主任
	現在（2023 年 1 月）にいたる。

スポーツと健康の栄養学【第 5 版】 （検印省略）

2002 年 8 月 8 日	第 1 版	第 1 刷	
2005 年 9 月 30 日	同	第 4 刷	
2006 年 3 月 10 日	第 2 版	第 1 刷	
2008 年 3 月 8 日	同	第 3 刷	
2010 年 12 月 15 日	第 3 版	第 1 刷	
2015 年 8 月 20 日	同	第 3 刷	
2018 年 1 月 28 日	第 4 版	第 1 刷	
2020 年 2 月 22 日	同	第 2 刷	
2023 年 2 月 13 日	第 5 版	第 1 刷	

著　者　下村　吉治　Yoshiharu Shimomura
発行者　腰塚　雄壽
発行所　有限会社ナップ
　　　　〒 111-0056　東京都台東区小島 1-7-13 NK ビル
　　　　TEL 03-5820-7522 ／ FAX 03-5820-7523
　　　　ホームページ　http://www.nap-ltd.co.jp/
印　刷　三報社印刷株式会社

© 2023　Printed in Japan　　　　　　　　　　　　　　ISBN 978-4-905168-74-4